医療安全実践ガイド 第2版

チームで活かす知見と対策

著 東京海上日動メディカルサービス株式会社
メディカルリスクマネジメント室

日本看護協会出版会

執筆者一覧

監修

法律監修

鹿内 清三　Shikanai Seizo
東京海上日動メディカルサービス株式会社 メディカルリスクマネジメント室 顧問

医学監修

山本 貴章　Yamamoto Takaaki　医師
東京海上日動メディカルサービス株式会社 医療本部第三医療部

執筆

東京海上日動メディカルサービス株式会社 メディカルリスクマネジメント室

山内 桂子　Yamauchi Keiko　医療心理学/医療経営・管理学修士
本山 和子　Motoyama Kazuko　看護師
玉利 英子　Tamari Eiko　看護師
内藤 清美　Naito Kiyomi　薬剤師
濱田 麻由美　Hamada Mayumi　看護師
三本 洋子　Mimoto Yoko　看護師
上谷絵美　Uetani Emi　看護師
多賀秀樹　Taga Hideki　看護師・保健師

　この度、2009年に発行した本書の第2版を発行することになりました。初版はおかげさまで、医療安全管理者を始めとする多くの医療現場の皆さまのほか、これから医療現場で仕事をするために学んでおられる皆さまにも読んでいただくことができました。

　発行から10年余りの間に、医療安全に関する法律・制度の変化、現場の医療安全管理体制の変化などがありましたので、内容を一新することとしました。

　初版に掲載されたテーマのなかで、これまでに対策が進んできたものについては割愛する一方、依然として事故が報告されているテーマについては第2版でも残し、現在の現場の状況に合わせて改変したり、新たな情報を加筆したりしました。また、近年着目されているテーマについては、新項目として執筆しました。

　第1章は、多くの医療現場に共通する医療安全の基本的課題をテーマとしています。テーマに関する基礎知識と、エラーや事故の発生要因を示したうえで、それを踏まえた防止対策の考え方や実践例を述べました。医療安全管理者の皆さまにも、現場の実践者の皆さまにも、なぜ、そのような対策をとる必要があるのかを理解していただいたうえで、自分の部署に合った安全対策を考え、実践するための「ガイド」にしていただけたらと思います。

　第2章では、今、現場で医療安全管理を進めるうえで解決したいトピックスや落とし穴となりそうな課題を取り上げました。これは私たちが、長年、多数の医療機関の医療安全管理を支援させていただくなかで、医療安全管理者や現場の職員の皆さまからいただいたご質問が基となっています。疑問を解消して解決に向けての一歩としていただけるよう、ポイントを絞って具体的に解説しました。また、2020年春以降、新型コロナウイルス感染症の感染拡大の影響を受け、多くの医療現場で学んだことや今後の安全管理に活かせることも可能な範囲で取り上げました。

　この第2版では、初版で用いていた「リスクマネジャー」という表記を、名称や役割が現在の医療現場で定着している「医療安全管理者」に変更しました。さらに、「チームで活かす知見と対策」とサブタイトルを付しています。本書を多職種・多部門のチームによる医療安全の取り組みにお役立てください。

　命を守る現場で業務に邁進されている皆さまを応援する一冊となることを願っています。

2021年11月
東京海上日動メディカルサービス株式会社
メディカルリスクマネジメント室

医療事故が注目され、全国的な取り組みが始まった1999年以降、日本の医療安全は、法律・制度のうえでも、また現場でもさまざまな変化がありました。大きな動きの一つは、医療安全管理を担当する「リスクマネジャー」が病院全体の役割として、また各部署ごとの役割として任命され、活躍を始めたことではないでしょうか。

私ども、東京海上日動メディカルサービス株式会社メディカルリスクマネジメント室は、このような動きが始まる少し前、1995年頃より業務を開始し、1998年に正式に開設されました。そして、医師、薬剤師、看護師などの医療専門職の視点から、また法律学や心理学などの視点から、医療現場に向けて、医療安全に関するコンサルティング、研修提供、第三者評価などのサービスを行ってきました。そして、さまざまな医療機関のリスクマネジャーの皆さまのご相談を受け、ご一緒に解決策を考えてきました。

そのなかで、リスクマネジャーの皆さまの所属する医療機関の規模や特性は異なっても、現場で医療安全活動を進めていくうえで疑問に思われることや困っておられることには多くの共通点があることもわかってきました。そこで、このような経験を活かして、皆さまの実践上の疑問に応える書籍を企画しました。

第1章は、多くの病院で共通の課題となっている10のテーマについて、問題の発生要因を掘り下げ、解決策を探りました。問題を理解するためにコレだけは身につけていただきたい基礎知識から、最近のトピックスまで幅広い情報を掲載しました。医療安全の課題は、「こうすれば必ずこう解決できる」とはいえない難問が少なくありませんが、「要因」から「防止策」までを丁寧に解説していくことで問題の本質を理解していただきたいと考えました。そのうえで、各テーマについての実践例もできるだけ多く挙げ、特に注目したい実践については「Good practice」として具体的にご紹介しております。皆さまの知恵袋としてぜひご活用ください。

第2章では、私たち著者が病院の研修会で講演したときに参加者から実際に出されたご質問や、各地のリスクマネジャーの皆さまからいただいたご質問に、できるだけ簡潔に回答しました。自分だったらどう答えるだろうかと考えながらお読みいただくと効果的です。

第3章は、5つの医療事故のニュースを示して、事例をどう読むのかをワークブック形式で学んでいただくものです。個人で学習するだけでなく、院内の勉強会などの場で4〜5名程度のグループでこのワークをやってみると、事例を多角的に捉えて要因を見出す力を高めるお役に立つと思います。

現在、各病院では、各部署で職種の異なるさまざまな方がリスクマネジャーの役割を果たしておられます。本書では、多くの職種の方に共通する課題を中心に、どの職種の方にもご理解いただきやすく記述することを心がけました。また、日々の実践にご活用いただけるよう、そのまま印刷すれば、リスクマネジメント委員会や医療安全管理室からのニュースやポスター、あるいは勉強会用の資料としてお使いいただける「リスクマネジャーsupportツール」もCD-ROMで添付しました。

今日からの実践にお役立ていただけましたら幸いです。

東京海上日動メディカルサービス株式会社
メディカルリスクマネジメント室

第1章 ｜ お悩み解決！ よりよい医療安全対策の実際

第2章 そこが知りたい！
医療安全管理者からよく聞かれる20のギモン

1 医療安全管理者の業務

2 スタッフの業務範囲

3 患者とのコミュニケーション

4 感染対策

5 そのほかのトピックス

資料 ┃ 医療安全管理者サポートツール

▼サポートツールは以下のURLからダウンロードできます（無料公開）。

https://jnapcdc.com/sp/safety/

＊本書では、薬品名の®記号は省略しています。
＊本書で紹介する医療機器・器具の情報は2021年12月現在のものです。

第 **1** 章

お悩み解決!
よりよい医療安全対策の実際

1 / 高濃度カリウム製剤誤投与

医療安全管理者のお悩み

高濃度カリウム製剤が危険薬[*1]であるという認識は定着しつつあります。しかし、単純なエラーが致命的な結果につながることを職員が十分に理解しているか不安に思っています。

Check Point　高濃度カリウム製剤　急速静注（ワンショット）

　高濃度カリウム製剤の投与方法の間違いによる事故は、患者の生命に直結する重大な結果をもたらします。そのため、国や関係する団体から繰り返し注意喚起が行われてきました[1,2]。日本看護協会でも、2017（平成29）年度の活動として、「カリウム製剤投与間違い撲滅キャンペーン」を実施しました。カリウム製剤の投与間違いの撲滅には、医療関係者全体の取り組みが不可欠とし、WEBの特設サイト[*2]で関連する情報を提供してきました。

　薬品メーカーによる製品形状の変更や表示方法の改善と、各医療機関での対策によって、従来と比べて安全な投与のための環境が整えられてきましたが、医療安全管理者・担当者は、気を緩めることなく院内に向けて注意喚起するとともに、関わるすべての職員に必要な知識が備わっているか、安全のためのルールが遵守されているかを継続的に確認しましょう。

　ここでは、カリウム製剤のなかでも特に危険性が高いと考えられる注射薬の静脈からの投与について検討します。

---

*1　危険薬やハイリスク薬については「危険薬一覧」（p.19）を参照。
*2　日本看護協会WEBサイト「カリウム製剤投与間違い撲滅キャンペーン」：https://www.nurse.or.jp/nursing/practice/anzen/kalium/index.html［2021.11.5確認］

コレだけは押さえたい基礎知識

カリウムの生体での役割

　カリウムは、細胞内における主要電解質で、細胞膜の膜電位の形成、酸塩基平衡の調整、浸透圧の維持などに関与し、神経や筋肉などが正常に機能するための重要な役割を担っています。特に心筋は、細胞外のカリウム濃度の変化によって大きな影響を受けます。

　細胞外液のカリウム濃度、つまり血清カリウム濃度は3.5〜5.0mEq/L[*3]、細胞内のカリウムイオン濃度は150mEq/L程度で、カリウムイオンのほとんどは細胞内に存在します。細胞内外のカリウムイオンの濃度勾配の程度が、神経や心筋を含む筋細胞の興奮性を決定します。

　血清カリウム濃度に比べ高濃度であるカリウム製剤を誤って原液のまま静脈注射すると、細胞外のカリウムイオン濃度が増加するため細胞内外でのカリウムイオンバランスが崩れ、心筋の収縮に異常をきたします。その結果、不整脈や心停止などを引き起こすことになります。

高濃度カリウム製剤の用法・用量

　用法・用量については、添付文書（医薬品添付文書）を確認することが求められますが、添付文書には使用する人にとって理解が難しい専門的な表現が少なくありません。単位も通常目にする「mg」や「％」ではなく、「mEq」「mEq/L」「mEq/hr」などが使われていて、複数の単位が混在しています。

　塩化カリウム製剤は、40mEq/L（0.04mEq/mL）以下に希釈する必要があります。例えば、KCL注10mEqキット（10mL）は240mL以上[*4]、KCL注20mEqキット（20mL）は480mL以上の輸液に希釈しなければなりません。また、投与速度は20mEq/hr以下に制限されているので、KCL注10mEqキットであれば30分以上、KCL注20mEqキットであれば1時間以上かけて投与することが求められています。1日の投与量は、100mEqを超えないようにします。

　なお、輸液の種類によっては、もともとカリウムが含まれているものがあります。そのような輸液と塩化カリウム製剤を混注する場合は、全体のカリウム量が投与の上限を超えないよう留意する必要があります。

[*3] mEq/L：電解質の濃度を表す単位で、体液や輸液に含まれる電解質量を表している。
[*4] KCL注10mEqキットの場合は、カリウムイオンが10mEq入った10mL溶液であり、カリウムイオン濃度は1,000mEq/L（1mEq/mL）となる。カリウムイオン濃度を40mEq/Lにするためには、1,000/40つまり25倍に希釈する必要がある。KCL注10mEqキットの溶液は10mLなので240mLの生理食塩水に混合すれば、希釈の要件を満たすことになる。

高濃度カリウム製剤の種類

カリウム製剤は、無機カリウムと有機酸カリウムに分けられます。無機カリウムには塩化カリウム製剤、有機酸カリウムにはアスパラギン酸カリウム製剤、リン酸二カリウム製剤があります。

薬液の色は、無色のものと黄色に着色されたものがあるので、「カリウム製剤は黄色」と薬液の色だけでカリウム製剤と判断することはできません。なお、カリウム製剤が黄色に着色されているのは、点滴などに混ぜて希釈する際、均一に希釈されているかどうかを確かめるためで、リボフラビン酸エステルナトリウム（ビタミンB_2）が添加されています。

「高濃度カリウム製剤誤投与」の発生要因

高濃度カリウム製剤を急速静注してはいけないことを十分理解していない

日本医療機能評価機構は、医療事故情報収集等事業第40回報告書で「カリウム製剤の急速静注に関連した事例」を個別の分析テーマとして取り上げています[3]。急速静注した背景・要因として、「急速静注してはいけない薬剤であることを知らなかった」といった薬剤の知識がなかったことだけでなく、急速静注禁止の意味を十分理解していないことが要因として挙げられています。

「静注してはいけないことは知識として知っていたが、静注すると心停止することを知らなかった」「急速静注禁止であることは知っていたが、医師に急いでと言われたのでワンショットでの使用が必要なほど急いでいると思った」「急速静注禁止であることは知っていたが、緩徐に投与すればよいと思った」「"要希釈"を"禁希釈"と見間違えた」といった理由で、結果として誤った投与が実施された事例が報告されています。

「高濃度カリウム製剤は急速静注禁止」とだけ知っていても、なぜ禁止なのか、急速静注するとどのような結果になるのか、といったことを十分理解していないと、誤った認識による誤投与が発生する可能性があります。

安全性に配慮した製品の意味を理解していない

急速静注ができないよう工夫されたプレフィルド製剤が採用されていても、プレフィルド製剤から必要な量を別の注射器に吸って準備すると、三方活栓への接続が可能になり、誤って急速静注される可能性があります。前述の第40回報告書でも、「KCL0.5A（10mL）の指示を受け、KCL注20mEqキット（プレフィルドシリンジ製剤）から注射器に10mL吸った」ことにより、原液のまま三方活栓から静注された事例が示されています。

よりよい実践に向けた医療安全対策の実際

対策① ▶ 正しい知識の習得と確認ツールの利用

日本医療機能評価機構のカリウム製剤の急速静注に関する報告事例[4]においても、事例の背景に正しい知識が習得できていないケースが多くみられました。正しい使用方法、用量についての知識を身につける必要があります。

資料1の「知識チェックシート」や「希釈計算のミニテスト」などを参考に、定期的な院内教育を行いましょう[5]。また、記憶に頼らず、実施するときに確認できる資料2のようなツール（携帯用安全カード）を活用するのも一案です。

対策② ▶ 物理的に安全な製品の採用

三方活栓に直接接続が可能な注射器を使って投与するアンプル製剤は排除し、直接静注ができないキット製剤のみを採用して使用することは、日本の独自の対策です。院内採用の高濃度カリウム製剤の種類を極力減らし、可能ならキット製剤1種類にすることができれば、安全上、極めて有効な方法です。ただし、正しく使われなければ意味がありません。前述の事例のように、カリウム製剤を注射器に吸い取って準備していることはないか、確認と注意喚起を行いましょう。

対策③ ▶ 薬剤管理の見直し

高濃度カリウム製剤のような危険薬は、病棟管理をやめて、すべて薬局がチェックして払い出す、という対策が効果的です。払い出しの際には「必ず希釈」「ワンショット静注禁止」などの警告を記載したカード（リマインダー）をつけて払い出している医療機関もあります。

また、オーダリンクシステムやワークシートの薬剤名の前に、「禁静注」といったメッセージを加えることも、関わる多職種に向けた注意喚起として有効です。

対策④ ▶ シリンジポンプによる使用の禁止

シリンジポンプによる使用の禁止は、国際的に推奨されている標準的対策です。本来シリンジポンプによる高濃度カリウム製剤の使用は、添付文書でも用法として容認されておらず、必ず希釈して投与せよとされています。

例外を認める場合には十分議論し、どのような場合に、誰が、どのように実施するのか、

合意内容をマニュアル化し、さらに標準化することが重要です[6]。

対策⑤ ▶ 投薬時のダブルチェックの見直し

　看護師による薬剤確認作業の際にダブルチェックが行われていますが、実際にはエラーを防止できない場合もあります。適切なダブルチェックとは、その手順が院内で標準化されて誰もがそれを共有しているものであり、確認手順の遵守状況が把握されていることも重要です。形骸化したダブルチェックは危険であり、非効率でもあるため、ダブルチェックする場面や項目を絞り込んだうえで、必ず手順通りに行うという「重点化」が求められます。また、投与の量や方法について疑義があるときは、どの段階であっても、躊躇せず、医師に確認することが大切です。

　以上の対策①〜⑤について、現場のスタッフが理解しているか、遵守しているかをチェックするためのチェックリストとして、資料1を活用することができます。

〈引用文献〉
1）日本医療機能評価機構：カリウム製剤の投与方法間違い, 医療安全情報, No.98. 2015.（https://www.med-safe.jp/pdf/med-safe_98.pdf）［2021.11.5確認］
2）医薬品医療機器総合機構：カリウム（K）製剤の誤投与について, PMDA 医療安全情報, No.19, 2010.（https://www.pmda.go.jp/files/000144382.pdf）［2021.11.5確認］
3）日本医療機能評価機構：医療事故情報収集等事業 第40回報告書, 2015.（https://www.med-safe.jp/pdf/report_2014_4_T002.pdf）［2021.11.5確認］
4）前掲3）
5）日本看護協会：特集　カリウム製剤の事故を撲滅する, 看護職賠償責任保険制度News, vol.24, 2017.
6）菅野隆彦 他：高濃度カリウム製剤をめぐる対話　リスクをいかに減らすか?, 医療安全レポート, No.3, p.9-12, 2017.（http://kyodokodo.jp/wp/wp-content/uploads/2017/05/anzenreport_kd3.pdf）［2021.11.5確認］

〈参考文献〉
・矢野真 他：医薬品知識確認問題. 患者安全推進ジャーナル, No.16,p.101-106, 2007.

医療安全管理者への処方せん　**高濃度カリウム製剤の誤投与を防ぐために**

☑ カリウム製剤の正しい知識を習得する院内研修を実施しよう

☑ 院内ルールと知識のチェックシートを活用しよう

☑ カリウム製剤の投与に関するルールとマニュアルを確認しよう

☑ イレギュラーな投与に関するルールについて検討しよう

☑ 高濃度カリウム製剤の携帯用安全カードを活用しよう

☑ 投与時のダブルチェックの見直しと周知を確認しよう

資料1│高濃度カリウム製剤取扱いチェックツール

1．院内ルールチェックシート

院内ルールと遵守状況に関するチェックリスト（自施設のルールに置き換えて使用すること）

- □ 病棟に高濃度カリウム製剤を置いていない
- □ 1日のカリウム製剤の投与量は100mEq/Lを超えてはいけない
- □ 院内の高濃度カリウム製剤の希釈は、40mEq/L以下である
- □ 希釈液（カリウムとして40mEq/L以下）は、1分間8mLを超えない速度である
- □ 希釈カリウム製剤を投与している患者は心電図モニターされている
- □ 原則、補液に混注した者が実施している
- □ 投与ルートはDIVとCVルートのみであり、院内のマニュアルに従って実施している
- □ 高濃度カリウム製剤は絶対にIV（静脈注射）ルートによるワンショットで実施しない
- □ 緩徐であっても、高濃度カリウム製剤はそのままIV（静脈注射）することは絶対に実施しない
- □ 側管からの実施が可能なものは、希釈された点滴注射のみである
- □ 薬剤部からのリマインダーにより、希釈濃度を確認してから実施している

2．知識チェックシート

高濃度カリウム製剤に関する知識

- □ 血清カリウム値の正常範囲が言える
- □ 血清カリウム値の正常値、異常値の閾値が非常に狭いことを理解している
- □ DIV、IV、CVの投与ルートの区別が説明できる
- □ 高濃度カリウム製剤はすべて希釈する必要があることを知っている
- □ 保有する高濃度カリウム製剤の種類、濃度（単位）が言える
- □ 高濃度カリウム製剤の安全希釈濃度、速度、ルートを言える
- □ 40mEq/Lの表示内容が解説できる
- □ 高濃度カリウム製剤の副作用が言える
- □ 急速静注（緩徐も含む）をすると心停止することを理解している
- □ 血清カリウム値の変動による臨床的症状が言える
- □ 高濃度カリウム製剤の濃度を把握している
- □ 1時間当たりのカリウム製剤の投与速度の規則を把握している
- □ 希釈する溶液にはKN補液のようなカリウムを含有するものがあり濃度が高まることを知っている

3. 希釈計算のミニテスト

高濃度カリウム製剤の希釈計算

□下記の希釈計算ができる
塩化カリウム製剤（KCL注10mEqキット、同20mEqキット）
① 40mEq/L以下に希釈するには、10mEq（10mL入り）キットは○○○mL以上、また、20mEq（20mL入り）キットは○○○mL以上の輸液に混合して使用する

　　回答→40mEq/L以下に希釈するには、10mEq（10mL入り）キットは240mL以上、また、20mEq（20mL入り）キットは480mL以上の輸液に混合して使用すること

② 投与速度が20mEq/hr（時間）を超えないように、10mEqキットであれば○○分以上、また、20mEqキットであれば○時間以上かけて投与する

　　回答→投与速度が20mEq/hrを超えないように、10mEqキットであれば30分以上、また、20mEqキットであれば1時間以上かけて投与すること

③ アスパラギン酸カリウム製剤（アスパラカリウム注10mEq、アスパラギン酸カリウム注10mEq）
10mEq（10mL入り）キットを○○○mL以上の輸液に希釈して使用すること
投与速度はカリウムイオンとして○○mEq/hrを超えないこと
投与量は1日○○○mEq（本剤10アンプル）を超えないこと

　　回答→・10mEq（10mL入り）キットを240mL以上の輸液に希釈して使用すること
　　　　　・投与速度はカリウムイオンとして20mEq/hrを超えないこと
　　　　　・投与量は1日100mEq（本剤10アンプル）を超えないこと

④ リン酸ニカリウム製剤（リン酸2カリウム注20mEqキット）
30mEq/L以上の濃度では血管痛が現れるので、20mEq（20mL入り）キットを○○○mL以上の輸液に希釈して使用すること
投与速度はカリウムイオンとして20mEq/hrを超えないこと

　　回答→・30mEq/L以上の濃度では血管痛が現れるので、20mEq（20mL入り）キットを647mL以上の輸液に希釈して使用すること

［出典］日本看護協会：特集　カリウム製剤の事故を撲滅する，看護職賠償責任保険制度News, vol.24, p.7, 2017. を一部改変

資料2│携帯用安全カード

院内IDカードケース等に挿入可能な高濃度カリウム製剤の安全カード
（枠は切り取り点線、クレジットカードサイズ）

○○病院の高濃度カリウム製剤の投与ルール
当院採用は1本当たり20mEq（20mL）製剤です

・・・・必ず希釈・・・・

厳禁静脈注射　ワンショット・緩徐も厳禁

☐	投与ルート	点滴静脈注射のみ許可
☐	1時間投与速度	20mEq/hrを超えてはいけない 1時間当たり1本まで
☐	1回当たりの濃度	1Lの輸液に2本まで
☐	1日の極量	1日100mEqを超えてはいけない 1日当たり5本まで

※院内で決められたルールを確認したうえで利用すること

2 インスリン製剤の誤投与

医療安全管理者のお悩み

最近は、糖尿病の専門ではない病棟でも、スライディングスケールなどでインスリンを使った血糖管理を行うことが多くなっています。入院患者のインスリンに関するインシデントも増えていて、重大事故につながらないか心配です。

Check Point バイアル製剤 ペン型インスリン注入器 スライディングスケール

　昨今、糖尿病に罹患している入院患者が増加しており、治療の一環としてインスリンを使った血糖管理を行う機会が増えています。あらゆる医療機関において、安全にインスリンを投与できる仕組みづくりや教育を行う必要があります。

　医療機関では、インスリンに関連したインシデントが繰り返し報告されています。インスリンは、微量で作用が現れるため、医療安全の視点から特に注意が必要な薬剤です。

　今回は日本医療機能評価機構や医薬品医療機器総合機構などで取り上げられた医療事故情報をもとに、一般病棟で多く発生しているインスリン製剤の誤投与に焦点を当てています。病院で決められた事故防止対策の遵守とともに、患者に直接インスリンを投与する看護師の一人ひとりが、インスリンについて理解し、事故の発生要因や取扱いで注意すべきポイントについても学習しましょう。

コレだけは押さえたい基礎知識

危険薬に分類されているインスリン

　危険薬とは、医療のTQM実証プロジェクト（NDP JAPAN）によれば、「誤った投与の仕方をした場合に、患者の健康状態に対し死亡を含めた深刻な影響をもたらしうる薬剤」[1]と定義され、インスリンは表1のように危険薬とすべき薬剤群に分類されています[2,3]。また診療報酬においては、投与量の加減により、重篤な副作用が発現しやすい「ハイリスク薬」の一つに挙げられています。

インスリン製剤の種類と剤型

　インスリン製剤は、その剤型によって「プレフィルド（キット）製剤」「カートリッジ製剤」、ガラスの薬瓶に入った「バイアル製剤」の3つに分類されています（表2）。

　「プレフィルド（キット）製剤」は、製剤と注射器が一体になったディスポーザブルのペン型になっています。

　「カートリッジ製剤」は、ペン型の専用注入器にカートリッジをセットして使用するもので、カートリッジが空になると新しいものに交換して使用します。

　「バイアル製剤」は、以前は40単位/mLのものと100単位/mLのものが製造されていましたが、2014（平成26）年に100単位/mLのみに統一されています[*1]。専用注射器（後述）でインスリンを吸引して使用します。

　また、剤型のほかに、作用発現時間や持続時間などによっても細かく分類されており、「超速効型」「速効型」「中間型」「持効型溶解」、「中間型」と「速効型」を混ぜた「混合型」や、「超速攻型」と「持効型溶解」の「配合製剤」などがあります。

インスリン製剤表記の意味

　インスリン製剤には、商品名の後に種類別に「N」「R」「10R」「20R」「30R」と表記されています。例えば、「R」はRegularの頭文字で、速攻型を表しています。「N」はNPH（イソフェン）インスリンの頭文字で「中間型」です。

　「10R」「20R」などはRとNを混ぜた「混合型」であり、数字はRとNの混合比率を表します。例えば「10R」は10%の速効型（R）＋90%の中間型（N）ということです。

---

*1　プレフィルド（キット）製剤では、2015年にグラルギン300単位/mLが発売されている。有効成分の濃度が通常の3倍あり、注入量が少量で済む。そのため、皮下の無晶性沈殿物の単位量当たりの表面積が小さくなり、溶解速度が低下し、投与部位からの吸収がより緩やかになる効果がある。

表1 | 危険薬一覧

①注射用カテコラミン	⑬ジギタリス　※
②テオフィリン　※	⑭麻酔用筋弛緩剤
③注射用高濃度カリウム塩　※	⑮麻薬類
④注射用カルシウム塩	⑯注射用ベンゾジアゼピン系薬剤
⑤注射用高張食塩水	⑰免疫抑制薬　※
⑥注射用硫酸マグネシウム	⑱抗てんかん薬　※
⑦注射用血液凝固阻止薬 (ヘパリン等)　※	⑲精神神経用薬　※
⑧経口用血液凝固阻止薬 (ワルファリンカリウム 等)　※	⑳注射用血管拡張薬
⑨インスリン　※	㉑PG製剤
⑩経口血糖降下薬　※	㉒膵臓ホルモン薬　※
⑪抗悪性腫瘍薬　※	㉓抗HIV薬　※
⑫抗不整脈薬　※	他

※診療報酬上でのハイリスク薬

[出典] NDP病院合同改善プロジェクト「危険薬の誤投与防止」タスクチーム：危険薬の誤投与防止対策　NDP Best Practice 16　2008年5月第3版, 2008. ／
日本病院薬剤師会：ハイリスク薬に関する業務ガイドライン (Ver.2.2), 2016.より著者作成

表2 | インスリン製剤の剤型

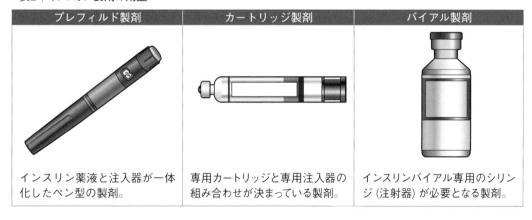

プレフィルド製剤	カートリッジ製剤	バイアル製剤
インスリン薬液と注入器が一体化したペン型の製剤。	専用カートリッジと専用注入器の組み合わせが決まっている製剤。	インスリンバイアル専用のシリンジ (注射器) が必要となる製剤。

「インスリン製剤の誤投与」の発生要因

「バイアル製剤」に関連したインシデントの発生要因

　「薬剤量の間違い」の多くは、バイアル製剤からインスリンを取り出す「薬剤準備」の段階での、インスリン量の間違いによって発生しています[4]。

▶①インスリン含有量の誤認

　インスリンのバイアル製剤は、1バイアル＝10mLで製造されています。1mLは100単位なので10mL＝1,000単位となります。次の事例1のように、バイアル製剤に表記された

「100単位/mL」を「100単位/1バイアル」と誤認して薬剤準備をした事例が多く報告されています[5]。

〈事例1〉生理食塩水99mLに速効型インスリン100単位を混注し、1.5mL/時間で持続投与する指示で、1バイアルは100単位であると思い込み、1バイアル（1,000単位、10mL）すべてを混注した。

▼②インスリン単位の誤認

バイアル製剤は、2004（平成16）年に100単位/mLのみに統一され、わかりやすくなりました。しかし、事例2のように、指示された0.1mLを1単位と誤認して過少投与したり、逆に1単位を0.1mLと誤認して10倍量のような過量投与したりする「単位の誤認」によるインシデント事例が報告されています。

〈事例2〉インスリン0.1mLを輸液に混注する指示で、0.1mLを1単位だと思い込み、専用注射器で1単位（0.01mL）を吸って輸液に混注した。

「単位の誤認」の要因の一つに、準備する注射器に記載された単位を誤認するものがあります。推奨されているインスリン専用注射器を使用せず、1mL注射器（ツベルクリン用注射器など）を使ってインスリンを準備したために、薬剤量を誤認した事例が報告されています。

一般的に使用されている1mL注射器の目盛りは、「mL」で記されていますが、インスリン専用注射器の目盛りは、「単位」や「UNIT」で記されていて、1目盛りの意味が異なっているので注意が必要です[6]（図1）。

「ペン型インスリン注入器」に関連したインシデントの発生要因

「カートリッジ製剤」や「プレフィルド（キット）製剤」は、ペン型の形状で個人専用として使用する製剤ですが、「薬剤間違い」や「対象者間違い」などのインシデントが発生しています。

「薬剤間違い」では、複数の種類のペン型インスリン注入器を使用している患者が使用すべきペン型インスリン注入器を取り違えてしまった事例、「対象者間違い」では、患者氏名が記載されていなかったため、預かっていた別の患者のインスリン注入器と取り違えた事例などが報告されています[7]（図2）。

ペン型インスリン注入器は、カートリッジと注入器を個人に処方し、専用注射針を交換しながら、その個人に複数回使用します。構造上、投与時にカートリッジ内に血液が逆流

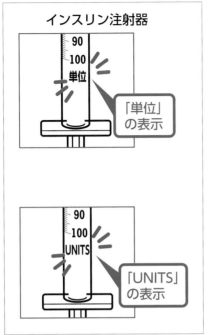
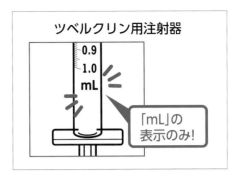
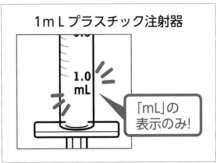

[出典] 医薬品医療機器総合機構：インスリンバイアル製剤の取扱い時の注意について（インスリン注射器の使用徹底），PMDA医療安全情報，No.23改訂版，2020．を一部改変

する恐れがあるため、感染リスクの観点から、他の患者に誤使用しないよう製品の添付文書にも記載されています[8]。

スライディングスケールによるエラーの発生要因

　患者の血糖値を測定し、あらかじめ決めておいたインスリン量を投与する方法を「スライディングスケール法」と言います。医療機関では、周術期やシックデイなどの場合、高カロリー輸液やステロイド療法を行う場合などに、スライディングスケールを用いて血糖をコントロールします。血糖値の変動によって投与するインスリン量は変更され、インスリンの必要量を予測して実施するため「前向き調節」とも呼ばれています。

　スライディングスケールを作成した医師によっては、血糖値の幅が「以上」「以下」や「未満」あるいは「≦」「≧」「〜」で表記されることがあります。また、インスリンの単位の表記も「単位」「U」「E」などまちまちである場合があります。

　こうした表記方法の不統一のほか「スライディングスケールが手書きで読みにくい」「小さくて見えにくい」などによるエラーや、スライディングスケールの実施忘れによる無投与事例も報告されています。

図2｜注入器の取り違え例

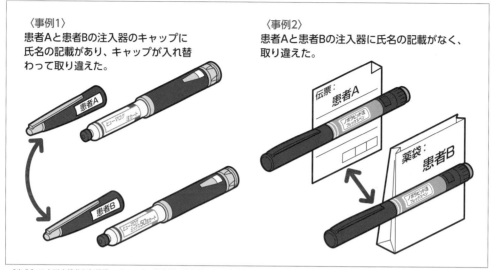

〈事例1〉
患者Aと患者Bの注入器のキャップに氏名の記載があり、キャップが入れ替わって取り違えた。

〈事例2〉
患者Aと患者Bの注入器に氏名の記載がなく、取り違えた。

［出典］日本医療機能評価機構：インスリン注入器の取り違え，医療安全情報，No.96，2014.を一部改変

よりよい実践に向けた医療安全対策の実際

対策①▶インスリンの投与には専用注射器を使用する

　インスリン製剤の量り間違いを防止するためには、専用注射器を使用し、目盛りを正確に読みましょう。専用注射器には、1 mL（100単位）、0.5 mL（50単位）、0.3 mL（30単位）の規格（図3）があり、一目盛りが示す単位数が異なることにも注意が必要です。

　インスリン専用注射器の保管場所がわからず、一般の注射器を使用したために発生したインシデントも報告されています。インスリン保管場所の近くにインスリン注射器を保管する、「インスリン注射器を使用すること」と記載したタグをつける、トレイに表示をする、保管場所である冷蔵庫に表示するなどの注意喚起をして、専用注射器の使用を徹底しましょう。

　なお、一般の1mL注射器では、0.01mLがインスリンの1単位であることを併せて周知しておくことも重要です。

対策②▶インスリン製剤の販売名は「最後まで」確認する

　医療機関で発生するインスリン製剤の取り違えの要因の一つに、バイアル製剤の販売名の「確認が不十分」であることが挙げられます。バイアル製剤の販売名は、「ブランド名」の後に「N」や「R」がつくので、販売名を最後まで確認しましょう。

図3 | インスリン専用注射器とその規格

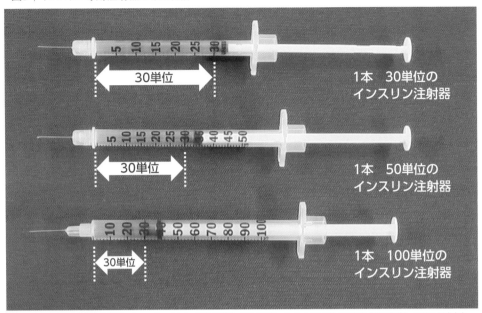

30単位
1本　30単位の
インスリン注射器

30単位
1本　50単位の
インスリン注射器

30単位
1本　100単位の
インスリン注射器

[出典] 医薬品医療機器総合機構：インスリンバイアル製剤の取扱い時の注意について（インスリン注射器の使用徹底），PMDA医療安全情報，No.23改訂版，2020. を一部改変

2008（平成20）年に、インスリン製剤の取り違えによる医療事故を防止〔インスリン製剤販売名命名の取扱いについて」[9] という通知を出しています。名の基本が定められており、バイアル製剤の表記は「ブランド名」+「R、情報）」+「剤型」+「100単位／mL（濃度）」とするとされています。ッジ製剤やプレフィルド（キット）製剤の表記については、「ブランド製剤組成の情報）」+「剤型」+「カートリッジ、キット等（容器の情報）」といます（表3）。

26）年には、医療用配合剤の注射剤で、配合剤であることに気づかず役与を防止するために、2種類以上の有効成分を含有する製剤について〔」と表示する通知も出されています[10]。

名称のインスリン製剤を使わない

インスリン製剤を整理することも必要です。例えば、「超速効型」「速効溶解型」「混合型」のそれぞれの種類で、類似名称の製剤を使わな社を変えるなどの取り組みも、一つの事故防止策になります。

表3 | インスリン製剤販売名の例

バイアル製剤			
例： ヒューマリン	R	注	100単位/mL
ブランド名	製剤組成の情報	剤型	濃度
カートリッジ製剤			
例： ノボラピッド	30ミックス	注	ペンフィル
ブランド名	製剤組成の情報	剤型	容器の種類
プレフィルド（キット）製剤			
例： ノボリン	40R	注	フレックスペン
ブランド名	製剤組成の情報	剤型	容器の種類
配合剤のプレフィルド（キット）製剤			
例： ライゾデグ	配合注		フレックスタッチ
ブランド名	剤型		容器の種類

［出典］厚生労働省：インスリン製剤販売名命名の取扱いについて（薬食審査発第0331001号，薬食安発第0331001号，平成20年3月31日付），2008．より著者作成

対策④ ▶ スライディングスケールを標準化する

　医療のTQM実証プロジェクト（NDP JAPAN）では、医療機関内でのスライディングスケールの標準化が重要であるとして、標準化スライディングスケールのNDP推奨版を作成しています[11]。これを参考にして、医療機関内で使用するスライディングスケールを統一し、使用する度に手書きするのではなく、印刷され、標準化されたわかりやすいスライディングスケールを使用するとよいでしょう。

　ある病院では、専門医が中心になってインスリンのスライディングスケールを統一し、全診療科で使用しています。院内すべての関係部署で標準化された共通のスライディングスケールを使用することをお勧めします。

対策⑤ ▶ スライディングスケールの運用手順を統一する

　エラーを防ぐためには、スライディングスケールの運用手順について取り決めておくことが必要です。

　スライディングスケールによるエラーは、使用開始時や指示内容変更時に起こりやすくなります。指示が伝わらなかったり、間違った内容が伝わったりすることがないように、運用手順として、使用開始時や指示内容変更時は、電子カルテの注射処方箋で指示する、時間外の指示は看護師に連絡を入れるなど、伝達方法や伝達経路をあらかじめ取り決めておきましょう。

　また、部署や施設の状況に合わせた具体的な準備時のダブルチェック方法を手順に入れると準備段階でのエラーが発見しやすくなります。

対策⑥ ▶ インスリン注入器本体に識別できる表示をして患者ごとに確認をする

インスリン注入器の取り違えを防止するためには、注入器のキャップではなく、インスリン注入器の本体に、氏名などを記載した識別できる表示（例：患者識別シール）を入れましょう。また、複数の患者の準備を行う際には、「1患者1トレイ」を遵守し、患者ごとに準備を行うことを徹底しましょう。

対策⑦ ▶ インスリン製剤の名称を"患者とともに"確認する

患者に、現在自分自身が使用しているインスリンの種類を把握してもらい、実施前の確認を患者とともに行う、といった取り組みも一つの対策です。また、退院後にも患者が自分で確認しやすいように、使用しているインスリン製剤の写真やわかりやすい資料などを渡しておくのもよいでしょう。

知っ得メモ

食事・経管栄養とインスリン

日本医療機能評価機構の「医療事故情報収集等事業」第60回報告書では、食事・経管栄養とインスリンに関連した事例が取り上げられています[12]。

「食事に関する事例」では、検査や手術によって食事が中止されていたにもかかわらず、インスリンを投与した事例が多く報告され、「指示出し」「指示受け」「情報の伝達」の各場面でエラーが発生していました。

事例の背景や要因としては、例えば、「絶食中の患者に通常のスライディングスケールの指示が出ていた」「準備時にダブルチェックした際、投与するインスリンの単位のみを確認し、欠食時の指示を確認しなかった」「ベッドサイドに掲示した検査札に、食事の情報だけが記載され、インスリンについては記載がなかった」「インスリン投与後に体調不良となり、食事ができなかった患者にインスリンを投与したことを次の勤務帯の看護師に引き継がなかった」などがありました。

「経管栄養に関する事例」では、インスリンの投与中や投与後に経管栄養を予定通り実施しなかった事例が多く報告されていました。事例の背景や要因としては、「禁食指示を出した際に、医師がインスリンの指示変更をしなかった」「禁食となった際に看護師が、インスリンの持続投与に疑問をもたなかった」「経管栄養チューブのルート確認を行わず、接続部が外れて漏れてしまった」「看護師間で情報の引き継ぎが行われていなかった」などがありました。

当該医療機関による改善策も記載されていますので、自施設の取り組みに活用しましょう。

〈引用文献〉
1）NDP病院合同改善プロジェクト「危険薬の誤投与防止」タスクチーム：危険薬の誤投与防止対策（NDP Best Practice），1危険薬の啓発と危険薬リストの作成・周知（http://www.ndpjapan.org/material/NDP_BP_HAD.pdf）［2021.11.5確認］
2）前掲1）
3）日本病院薬剤師会：ハイリスク薬に関する業務ガイドライン（Ver.2.2），2016.（https://www.jshp.or.jp/cont/16/0609-1.html）［2021.11.5確認］
4）日本医療機能評価機構：医療事故情報収集等事業第42回報告書, 2015.（https://www.med-safe.jp/pdf/report_42.pdf）［2021.11.5確認］
5）日本医療機能評価機構：インスリンの含有量の誤認, 医療安全情報, №1, 2006.（https://www.med-safe.jp/pdf/med-safe.pdf）［2021.11.5確認］
6）医薬品医療機器総合機構：インスリンバイアル製剤の取扱い時の注意について（インスリン注射器の使用徹底），PMDA医療安全情報, №23改訂版, 2020.（https://www.pmda.go.jp/files/000143590.pdf）［2021.11.5確認］
7）日本医療機能評価機構：インスリン注入器の取り違え, 医療安全情報, №96, 2014.（https://www.med-safe.jp/pdf/med-safe_96.pdf）［2021.1.5確認］
8）厚生労働省医政局総務課長・厚生労働省医薬食品局安全対策課長通知：ペン型インスリン注入器の取扱いについて（医療機関への注意喚起及び周知徹底依頼），（医政総発第1003001号，薬食安発第1003001号，平成20年10月3日付），2008.
9）厚生労働省：インスリン製剤販売名命名の取扱いについて（薬食審査発0331001号，薬食安発0331001号，平成20年3月31日付），2008.
10）厚生労働省：「医療用配合剤の販売名命名の取扱い」及び「インスリン製剤販売名命名の取扱い」の一部改正について（薬食審査発0710第6号,薬食安発0710第4号, 平成26年7月10日付），2014.
11）NDP：NDPインスリン治療 標準化 平成15年10月, 2003.（http://ndpjapan.org/material/ndp_ss.pdf）［2021.11.5確認］
12）日本医療機能評価機構：医療事故情報収集等事業第60回報告書, 2020.（https://www.med-safe.jp/pdf/report_60.pdf）［2021.11.5確認］

医療安全管理者への処方せん	インスリン製剤の誤投与を防ぐために

- ☑ インスリンの投与には、専用注射器を使用することを周知しましょう
- ☑ 自院が採用しているインスリン製剤を把握し、類似名称のものは採用しない工夫をしましょう
- ☑ インスリン製剤投与のルールと確認方法を見直しましょう
- ☑ スライディングスケールを標準化し、運用手順を統一しましょう
- ☑ 患者専用のインスリン注入器の確認方法を見直し、周知しましょう

3 気管切開カニューレ使用時の器具の誤選択

医療安全管理者のお悩み

気管切開カニューレ使用時に、スピーチバルブと間違ってキャップ（蓋）を付けようとしたインシデントが起きました。すぐに気づいたので重大事故にはなりませんでしたが、気管切開カニューレや装着器具に、複数のメーカー・サイズ・構造の違いがあり、スタッフが正しく選べているか不安です。

Check Point 気管切開カニューレの構造　適切な器具の選択

　気管切開を行う目的には、①気道閉塞の予防、②気管内分泌物の吸引路確保、③人工呼吸のための人工気道確保などが挙げられます。これらの目的を達成するために、さまざまな機能をもった気管切開カニューレ[*1]が医療の現場で使用されています。

　気管切開カニューレに関して、2008（平成20）年頃まで、形状が似ている「人工鼻」と「スピーチバルブ」を誤って装着してしまう事例が起きていました（図1）。その後、各メーカーにより、誤接続防止機能が付いたスピーチバルブや、スピーチバルブの機能をもつ人工鼻など、事故防止を考慮した器具が開発され、事故事例として報告されることは少なくなりました。しかし、器具の選択が不適切なために発生する事例は、まだ継続して発生しています。

　こうした事故を防ぐには、気管切開カニューレや、それに装着する器具の構造、また呼吸の仕組み、発声のメカニズムなどを理解し、目的に合った適切な装着器具や接続部品を選択することが重要です。

[*1] 「気管切開カニューレ」や「気管切開チューブ」と呼ばれているが、本稿では「気管切開カニューレ」と記す。

図1 | 側孔なし気管切開カニューレの装着器具の正否

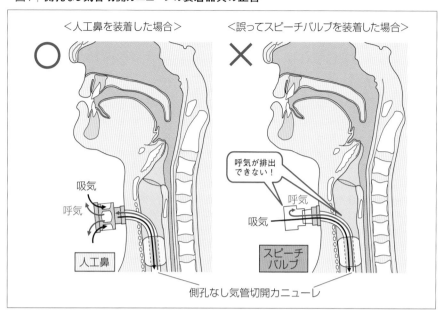

コレだけは押さえたい基礎知識

気管切開カニューレの目的

　気管切開は気道確保を目的とした治療です。気管切開をすることで、呼吸路の出入口が頚部につくられます。

　気管切開後は呼吸路の出入り口が塞がらないように気管切開カニューレを挿入します。患者の呼吸状態や治療に合わせて、気管切開カニューレを目的別に装着する必要があります。それを理解することが事故防止につながります（図2）。

気管切開カニューレの種類（構造）

▶「カフ付き」と「カフなし」

　気管切開カニューレは大きく分けて、「カフ付き*2」（写真1）と「カフなし」（写真2）に分かれます。

　「カフ付き」気管切開カニューレは、カフを膨らませることによって、口や鼻などの呼吸路（上気道）と肺や気管支などの呼吸路（下気道）が遮断されるので、人工呼吸器から

---

*2 「カフ付き」や「カフあり」と呼ばれているが、本稿では「カフ付き」と記す。

図2│「窒息防止」を視点にした気管切開カニューレ使い分けチャート

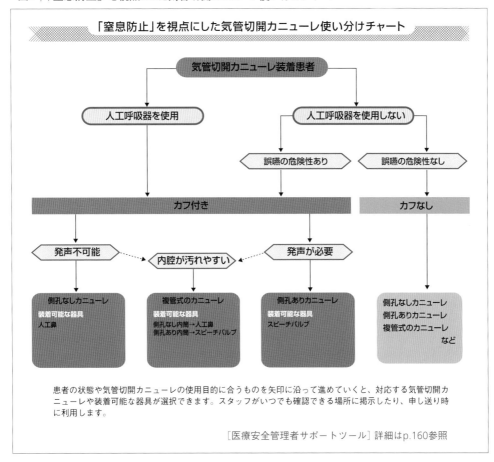

患者の状態や気管切開カニューレの使用目的に合うものを矢印に沿って進めていくと、対応する気管切開カニューレや装着可能な器具が選択できます。スタッフがいつでも確認できる場所に掲示したり、申し送り時に利用します。

［医療安全管理者サポートツール］詳細はp.160参照

カニューレを通る空気は上気道に漏れることなく確実に肺に送り込まれ、有効な換気が行われます。

　また、気管に誤って流入（誤嚥）した唾液や食物が、気管切開カニューレと気管内壁との隙間から肺へと漏れるのを防ぐことができます。したがって、人工呼吸器を使用するときは「カフ付き」気管切開カニューレが必要となり、また人工呼吸器を使用しないときでも、誤嚥の危険性がある場合は「カフ付き」気管切開カニューレが使用されます。

　「カフなし」気管切開カニューレは、人工呼吸器による呼吸管理の必要性がない場合や誤嚥がない場合に使用されます。カフがないので挿入や抜去操作は容易で、またカフによる気管粘膜の圧迫損傷も避けられます。

▼「側孔あり」と「側孔なし」

　カニューレの湾曲部分に孔が開いているのが、「側孔あり*3」気管切開カニューレ（写

---

*3　「側孔あり」「側孔付き」「窓付き」と呼ばれているが、本稿では「側孔あり」と記す。

写真1｜カフ付き気管切開カニューレ

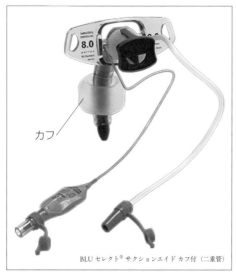

カフ

BLU セレクト® サクションエイド カフ付（二重管）

[写真提供]スミスメディカル・ジャパン株式会社

写真2｜カフなし気管切開カニューレ

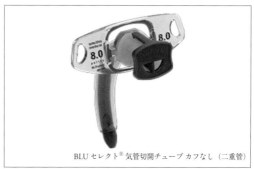

BLU セレクト® 気管切開チューブ カフなし（二重管）

[写真提供]スミスメディカル・ジャパン株式会社

真3）です。自発呼吸があり、発声機能が温存されている患者に対して使用し、カニューレの入り口に指で一時的に蓋をしたり、スピーチバルブやキャップを装着したりすると発声が可能になります。ただし分泌物が多いと、側孔を通して肺へ分泌物が流入するので注意が必要です。

▶「複管式」と「単管式」

気管切開カニューレに内筒がついたものが「複管式」、内筒がないものが「単管式」です。

気管切開カニューレの内腔に付着した分泌物は適時、吸引除去する必要があります。しかし、粘稠度が高かったり、乾燥していたりする分泌物は、吸引できないばかりか、内腔を狭くさせて窒息の危険すら生じます。その場合は、頻回に気管切開カニューレを交換しなければなりませんが、内筒がついた複管式の気管切開カニューレにすれば、内筒のみを一時的に外して、内筒の内側の洗浄や消毒が簡単にできます。よって、分泌物などによる閉塞の危険性が高い患者には複管式の気管切開カニューレを使用することがあります。

装着器具の種類（構造）

▶発声を可能にする「スピーチバルブ」

側孔あり気管切開カニューレに装着して、より効率的な発声を可能にするのが、スピーチバルブです。スピーチバルブは、息を吸うとバルブが開いて、息を吐くときにはバルブが閉じている一方弁の構造[1]となっています（図3）。

写真3 │ 側孔あり気管切開カニューレ

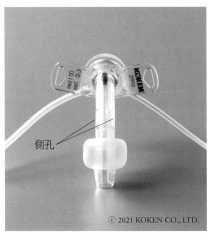

側孔

[写真提供]株式会社高研

図3 │ スピーチバルブの一方弁の構造図

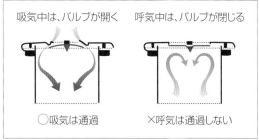

吸気中は、バルブが開く　　呼気中は、バルブが閉じる

○吸気は通過　　　　　×呼気は通過しない

[出典]医薬品医療機器総合機構：気管切開チューブへのスピーチバルブ等の誤接続の注意について，PMDA 医療安全情報，No.3，p.1，2008. を一部改変

知っ得メモ

永久気管孔と気管切開

　呼吸路の出入り口を永久気管孔としている人もいます。永久気管孔の人は、気道（呼吸の通り道）と食道（食事の通り道）が分離されていますので、気管孔を塞いでしまうと呼吸ができなくなります。気管切開、永久気管孔の気管、食道の解剖を理解して、永久気管孔の人が孔から呼吸できなくなってしまうようなケアを提供しないように気をつけましょう（図4）。

図4 │ 永久気管孔と気管切開の違い

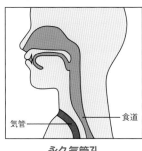

気管　　　　　　食道

永久気管孔

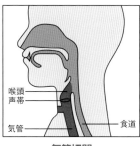

喉頭
声帯

気管　　　　　　食道

気管切開

[出典]日本医療機能評価機構：永久気管孔へのフィルムドレッシング材の貼付，医療安全情報，No.123，2017.

表1 | スピーチバルブと人工鼻

	スピーチバルブ	人工鼻	
目的	発声	加湿・加温	
構造・機能	呼気時にバルブが閉じて発声させる	呼気の水分・熱を内部のフィルターにて捕捉し、吸気に還元することで、吸気を加湿・加温する	
形状			©Atos Medical AB

［写真提供］人工鼻：（左）コヴィディエンジャパン株式会社（トラキオライフ™ JP）
　　　　　　　　　　（右）株式会社アトスメディカルジャパン

　つまり、バルブを通して息は吸えても、吐く息は通過できないため、吐く息がカニューレの出口ではなく側孔を抜けて声門を通過することになり、発声が可能となります。

▶加湿・加温目的の「人工鼻」

　加湿・加温を目的として装着するのが人工鼻です（表1）。通常の呼吸では、吸気が鼻から上気道を通過して加湿・加温されますが、気管切開カニューレを通して呼吸する場合や人工呼吸器を使用する場合は、人工鼻による加湿・加温が必要なことがあります。人工鼻は呼気に含まれる水分や熱を内部のフィルターにて捕捉し、吸気時にこれを還元することで、吸気を加湿・加温するという仕組みです。

▶吸入療法で使用する接続部品

　ネブライザーによる吸入療法は、吸入薬を霧状にして、直接気管支や肺まで送り、気道内分泌物を出しやすくする重要な治療の一つです。患者の状況によっては、気管切開カニューレのコネクターに接続部品を使ってネブライザーを接続し、吸入療法を行う場合があります。

「気管切開カニューレ使用時の器具の誤選択」の発生要因

器具の構造上の問題

▶患者の状況でカニューレの種類や使用する接続部品が違う

　患者の状況によって、「側孔あり」「側孔なし」の単管・複管カニューレを使い分ける必

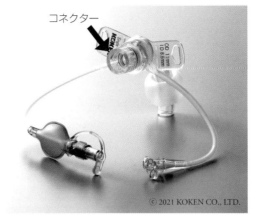

写真4 | 気管切開カニューレの呼吸回路接続
コネクター（外径 15 mm）

コネクター

© 2021 KOKEN CO., LTD.

［写真提供］株式会社高研

要があり、複管の場合には内筒にも、「側孔あり」「側孔なし」があります。

　それぞれの内筒は色分けされていますが[*4]、気管切開カニューレに挿入されてしまうと内筒はほとんど隠れるので、外から見るだけでは色の違いで内筒を識別しにくくなります。

　吸入療法をするときは、気管切開カニューレの構造を理解し、呼気を妨げない接続部品を選ぶ必要があり、誤った接続部品を使うと呼気を妨げることになります。

▶目的の異なる器具が接続できる場合がある

　気管切開カニューレの呼吸回路接続コネクター（写真4）は、ISO規格で外径15mmに統一されています。「側孔あり」も「側孔なし」もコネクターのサイズは外径15mmです。そのため、発声目的の「スピーチバルブ」や加湿・加温目的の「人工鼻」、吸入療法時に使用する接続部品なども、同じように気管切開カニューレのコネクターに接続可能です。

　目的の異なる器具や部品を誤って選択して装着すると、患者の呼気を妨げる恐れがあります。なお、現在は、スピーチバルブに誤接続防止機能をつけたり、人工鼻にスピーチバルブの機能をもたせたりすることで、患者の呼気の妨げを防止できるような製品も使用されるようになっています。

物品管理の問題：多種類の製品が混在している

　気管切開カニューレは用途に応じてさまざまな種類のものがあります。使用目的・構造・安全性などを検討して、採用する種類を決めることが必要です。病院全体としての物

＊4　内筒全体で色分けしているものや、内筒のコネクター部分で色分けしているものがある。

品購入のルールが決まっていなかったり、守られていなかったりすると、多くの種類の製品が混在し、誤った器具を組み合わせてしまう要因となります。

　また、患者が転院したときに、前施設で使用されていた気管切開カニューレを装着している場合は、施設内規定以外の製品が持ち込まれる可能性もあります。

教育の問題：呼吸の仕組み、気管切開カニューレの構造を理解していない

　気管切開カニューレは、生命に直結する呼吸管理のために使用される大切な器具ですが、取扱いに慣れていないスタッフが関わることもあります。使用される気管切開カニューレの種類、取扱い方法、安全な使用方法について教育する機会がないと、呼吸の仕組みや気管切開カニューレの構造を正しく理解できないまま、危機意識が不足した状態で日常のケアをすることになります。

情報共有の問題：患者の病態変化によって、使用器具が変わることがある

　夜間のみ人工呼吸器を使用し、日中は発声を可能にする場合には、内筒が交換できる複管式の気管切開カニューレで、側孔ありと側孔なしの内筒を交換して対応することがあります。また、分泌物が多いときは側孔なしの内筒で誤嚥予防し、分泌物が少なくなってきたら側孔ありの内筒に変えて発声を可能にするなど、患者の病態変化に応じた器具の選択が必要となることがあります。

　このような場合、現在の患者の状態とそれに対応してどのような器具が使用されているかという情報を、医師、看護師を始め日常ケアに関わるスタッフの間で共有できていないと、誤った器具を選択することになります。

よりよい実践に向けた医療安全対策の実際

対策① ▶ 気管切開カニューレ関連物品を洗い出し、器具を統一する

　皆さんの病院には、どのような種類の気管切開カニューレや装着器具がありますか。ある病院では、気管切開カニューレは4社12種類のものが採用されており、それぞれの使用目的や安全性などが十分に把握されていませんでした。多種の製品が混在すると、目的とは違った器具を選択したり、器具を取り違えたりするリスクが増加することが予測されます。

気管切開カニューレに関連した物品を洗い出して一覧表にし、それらの使用目的や安全性を検討して、必要な製品を厳選しましょう。

対策② ▶ 適切な器具を選択できるような工夫をする

　気管切開カニューレは患者の病状に合った適切な器具を選択することが大切です。そのためには、院内で共通した気管切開カニューレの選択基準が必要です。患者の状態や気管切開カニューレの使用目的を表記し、それに対応した器具が選択できるようなチャート（図2）を作成しておくと、誰もが同じ基準で気管切開カニューレを選択できる手助けになります。

対策③ ▶ 使用中の器具がわかるよう情報共有の方法を工夫する

　繰り返しになりますが、気管切開カニューレは、そのほとんどが体内に挿入されているため、使用されている器具の識別は容易ではありません。そのため、安全に気管切開カニューレを取り扱うためには、関わるスタッフが使用中の器具が何であるかを正確に把握することが大切です。

　また、患者が転院してきた場合などに他社の製品が持ち込まれることもあるので、適切に情報を共有できる工夫が必要です。

　そこで、現時点の患者の状態と、気管切開カニューレの種類やその装着器具がわかるような絵・写真を用いたカードなどを作成してベッドサイドに掲示しておくと、情報をキャッチしやすくなります。

対策④ ▶ 教育体制・マニュアルを整備する

　院内で使用されている気管切開カニューレを安全に取り扱う方法や注意点などを具体的にマニュアルに記載しましょう（耳より関連情報参照）。

　定期的にスタッフの学習機会を設けることも必要になります。その際、実際のカニューレを準備し、気管切開カニューレの構造や呼吸の仕組みなどをイメージしやすいように図やイラストで解説した教材を用いるなど工夫しましょう。

　万が一、誤った器具を選択して装着したとしても、処置後の経過観察が十分に行われていれば異常に気づくことができ、重大事故を未然に防ぐことができます。器具や接続部品の装着後や交換後の観察項目を明確にして周知することが大切です。

　また、気管切開カニューレの誤接続の事例などを紹介し、実際の現場で起こりうる危険性などが具体的にわかるような内容を教育やマニュアルに盛り込むことも効果的です。医薬品医療機器総合機構（PMDA）の発行する「PMDA医療安全情報」には、気管切開カニ

耳より関連情報

メーカーやPMDAのWEBサイトをチェックしてみよう！

　気管切開カニューレの適切な使用に向け、それらを取り扱うメーカーからもさまざまな情報が提供されています。例えば、株式会社高研では、気管切開カニューレの用途や使用目的を病態別にわかりやすく図解した「気管カニューレの種類とその使い分け」という冊子を作成しており、医療従事者はWEBサイトから取り寄せることができます（https://www.tracheostomytube-koken.jp/booklet/　※2021年12月現在、第10版が最新）。耳よりな情報が得られることがありますので、メーカーのサイトにアクセスしてみてはいかがでしょうか。

　また、医療機器の各種製品分野で、誤接続防止のための国際規格の導入に向けた対応が進められています。呼吸器システムおよび気体移送の製品分野については、導入時期はまだ示されていませんが、今後、製品形状等が変更される見込みですので、医薬品医療機器総合機構（Pharmaceuticals and Medical Devices Agency；PMDA）からの情報に注目しておきましょう。

　医薬品医療機器総合機構：https://www.pmda.go.jp/
　PMDA医療安全情報：https://www.pmda.go.jp/safety/info-services/medical-safety-info/0001.html

URL［2021.11.5確認］

ューレに関連した医療安全情報として、事故事例や安全に使用するための注意点などが解説されています[2,3]。

　気管切開カニューレの種類を変更するとき、新製品を導入するとき、使い慣れていない病棟で気管切開カニューレの管理が必要になったときなどは、その都度、周知する機会をつくることが大切です。

　また、関連の医療事故が報道されたときは、注意喚起を促す機会と言えます。リスクマネジメントニュースなどを発行して、周知徹底を図りましょう。

知っ得メモ

患者の状態を情報共有して事故を防ぐ

多くの人は口と鼻が呼吸器官における空気の出入り口であり、また口と鼻は視覚的に捉えることが容易なため、患者がそこから呼吸をしているように認識してしまいがちです。そのため、気管切開カニューレだけでなく永久気管孔でも呼吸路を塞ぐ事故が起きています[4]。

例えば、入浴介助時に、水が入らないようにするため永久気管孔をドレッシング剤で覆ってしまった事故が発生しています。入浴介助者は、永久気管孔を気管切開カニューレ抜去後の瘻孔と思っていました。

呼吸は生命維持のために重要な機能です。呼吸機能と呼吸路の知識や情報を確実に共有しましょう。

知っ得メモ

分泌物による閉塞を防ぐ

気管切開カニューレ使用中の患者は、酸素や空気が直接気道内に送気されるため、乾燥しやすく、気道内分泌物の粘稠度が高くなります。そのため、吸引しても気道内分泌物が取れにくかったり、塊になったりして、気管切開カニューレが閉塞して呼吸を妨げる恐れがあります。

気道内分泌物による気管切開カニューレの閉塞を予防する目的で、複管を使用したり、ネブライザーを使った吸入療法を行ったりします。

複管の内筒は外して洗浄ができます。吸引の回数や分泌物の性状を観察・アセスメントし、内筒の洗浄、気管切開カニューレの交換を計画的に行うことが必要です。計画した洗浄や交換のタイミングでなくても、患者の状態に合わせて実施することもあります。

ネブライザーによる吸入療法を行う際は、呼吸回路の接続部品を一時的に変更する場合があります。そのとき、Tチューブを使用しなければならない状況の患者にLチューブを使用して呼気を妨げ、死亡につながる事故が起きています。気管切開カニューレや気管チューブを挿入していることで、呼吸の流れがどうなるのか、関わるスタッフが理解できるように、情報共有や教育を丁寧に行いましょう。

知っ得メモ

現任教育を工夫する

　今般の社会的背景からも、複数の健康障害を抱えて生活する人が増えてきています。喉頭がんなどで永久気管孔をもった人が、別の健康障害を患い、入院したり在宅ケアを受けたり、または高齢者施設に入所したりすることもあります。

　医療従事者は資格をもつ前に、基礎教育の段階で呼吸について学習します。しかし、実際に永久気管孔をもつ人のケアを経験するのは、臨床に出てからになります。そのため、現任教育を工夫していくことが重要です。

　例えば、BLS研修（一次救命処置研修）のような現任教育において、気道確保から始める救命処置の方法と合わせて、「永久気管孔で呼吸をする人もいる」ということを伝える工夫が考えられます。このような取り組みが、安全・安楽なケアの提供の一助となるのではないでしょうか。

〈引用文献〉
1) 医薬品医療機器総合機構：気管切開チューブへのスピーチバルブ等の誤接続の注意について，PMDA 医療安全情報，No.3，p.1，2008.（https://www.pmda.go.jp/files/000143971.pdf）［2021.11.5確認］
2) 前掲1)，p.1-4，
3) 医薬品医療機器総合機構：気管切開チューブの取扱い時の注意について，PMDA 医療安全情報No.35，p.3-4，2012.（https://www.pmda.go.jp/files/000144686.pdf）［2021.11.5確認］
4) 日本医療機能評価機構：永久気管孔へのフィルムドレッシング材の貼付，医療安全情報，No.123，2017.（https://www.med-safe.jp/pdf/med-safe_123.pdf）［2021.11.5確認］

〈参考文献〉
・丸川征四郎編：気管切開　外科的気道確保のすべて，医学図書出版，p.71-79，2002.
・日本医療評価機構：誤った接続による気管・気管切開チューブ挿入中の呼気の妨げ，医療安全情報，No.159，2020.（https://www.med-safe.jp/pdf/med-safe_159.pdf）［2021.11.5確認］

医療安全管理者への処方せん　**「気管切開カニューレ使用時の器具の誤選択」を防ぐために**

☑ 気管切開カニューレ関連物品を洗い出し、必要な器具を採用しましょう

☑ 適切な器具を選択できるような工夫をしましょう

☑ 使用中の器具がわかるような工夫をしましょう

☑ 教育体制・マニュアルを整備しましょう

4 採血によるしびれ・痛み

医療安全管理者のお悩み

患者さんから「外来で採血された後に手がしびれ、数日たっても治らない」という訴えがありました。採血した看護師からは「患者さんが『痛い』と言ったのですぐに針を抜いて刺し直し、特に異常はなかった」と報告がありました。どのように対応したらよいでしょうか?

Check Point 静脈血採血　神経損傷　事故後対応フローチャート

　採血は医療機関で日常的に行われる医療行為です。採血や注射による合併症には、神経損傷、血管迷走神経反応（VVR[*1]）、感染、内出血・血腫、アレルギーがあります。

　合併症のなかでも、神経損傷が起こると、採血後から手先のしびれや痛みなどが続き、身体的・精神的苦痛が生じるだけでなく、日常生活に支障をきたし、ときには医事紛争へと発展することがあるので、適切な対応が必要です。ここでは、神経損傷を防ぐための医療安全対策について考えます。

[*1]　VVR（Vaso Vagal Reaction）とは、穿刺による副交感神経の興奮によって、採血中あるいは採血後（多くは直後）に一時的に血圧が低下し、気分不快、冷汗、失神などが生じること。

コレだけは押さえたい基礎知識

痛みやしびれは「採血直後」だけではない

　採血時、患者が「ビリッとした」「ひびいた」「しびれた」「痛い」などの症状を訴えることがあります。採血による神経損傷の痛みの性質は、ビリビリと電気が走るような痛み（電撃痛）です。

　痛みやしびれは、採血直後から持続する場合と、採血後数日から数週間たってから発生して持続する場合があります。ですから、患者が採血から数日後に痛みやしびれを訴えてきた場合にも、採血との関連性を考える必要があります。

痛みやしびれ以外の症状にも要注意

　採血時の神経損傷では、痛みやしびれ以外の症状を伴うことがあります。代表的な症状としては、腫脹、発汗異常、皮膚温の異常、皮膚の色調の変化、焼けつくような痛み（灼熱痛）、少しの刺激でも痛みを感じやすい（アロディニア）、発毛の異常があります。ときには、関節拘縮や骨萎縮が生じ、ADL（日常生活動作）が低下する場合もあります。

症状が続く場合は専門医の診察を

　患者が前述のような症状を訴えてきた場合、なかには神経損傷から、慢性的な疼痛症候群に発展していくこともあります。こうした慢性的な疼痛症候群は、以前、「RSD」（Reflex Sympathetic Dystrophy）や「カウザルギー」と呼ばれていたものですが、1994（平成6）年の世界疼痛学会以後、「複合性局所疼痛症候群」（Complex regional pain syndrome：CRPS）と呼ばれるようになりました。CRPS の診断は難しいので専門医（整形外科医など）の診察が必要です。

「採血によるしびれ・痛み」の発生要因

何回も穿刺する、深く穿刺する

　血管を見つけづらかったり、穿刺しにくかったりすると、何回も穿刺してしまう、あるいは深く穿刺してしまうといったことになり、神経損傷が起きやすくなります。

▶血管を見つけにくい

血管を見つけにくい場合として、①皮下脂肪が多い、②血管が細い、③緊張や寒さなどで血管が収縮している、④脱水やショックなどで循環血液量が低下している、⑤アトピー性皮膚炎などで皮膚が硬い、などが考えられます。

▶血管を穿刺しにくい

血管を穿刺しにくい場合としては、①高齢者である（皮下結合組織の減少に伴い血管の弾力性が失われている）、②乳幼児である（穿刺を嫌がり体動が激しい）、③血管が細い、④採血を繰り返しているため血管が硬い、⑤治療・処置に伴い血管がもろい、などが挙げられます。

不適切な採血部位を選択してしまう

採血を実施する人は、解剖学で血管（動脈・静脈）や神経の走行について学習しています。しかし、断面図（図1）ではなく正面図（図2）で解剖を学習することが多いため、断層的な静脈・動脈・神経の位置関係の理解が不足していることがあります。

手関節の橈側皮静脈の採血は、橈骨神経浅枝が交差しており（図3）、神経損傷をきたしやすいので、採血部位の第一選択としては適切とは言えません。橈骨神経浅枝は直径が1mm程度で、手関節部分では橈側皮静脈に近接して走行し、場所によっては橈側皮静脈をまたぐかたちで走行しています。

ですから、正しく針を穿刺しても橈骨神経浅枝に神経損傷をきたす可能性は常に存在します。また、肘正中皮静脈の深部には正中神経が、そして肘の内側を走行する比較的太い尺側正中皮静脈の深部には正中神経や上腕動脈が併走しているので、採血時の針の穿刺角度が大きいと正中神経損傷や上腕動脈損傷をきたします。

図1｜**断面図イメージ（右肘関節周辺部）**

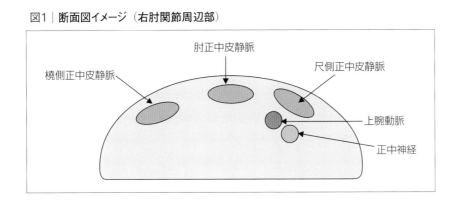

図2｜正面図（右前腕部：肘中心）

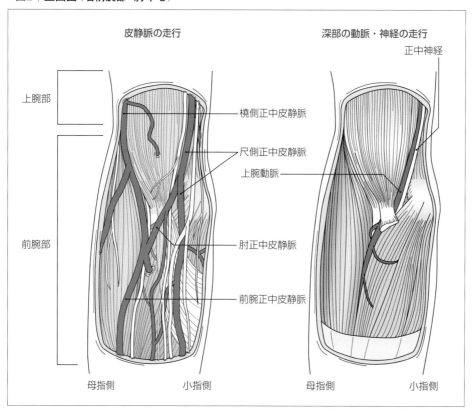

皮静脈の走行

深部の動脈・神経の走行

正中神経

上腕部

前腕部

橈側正中皮静脈

尺側正中皮静脈

上腕動脈

肘正中皮静脈

前腕正中皮静脈

母指側　　　小指側　　　母指側　　　小指側

図3｜橈側皮静脈と橈骨神経浅枝の走行

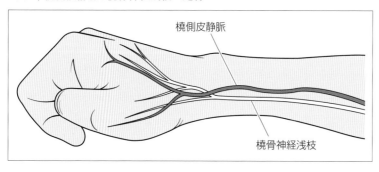

橈側皮静脈

橈骨神経浅枝

手袋を装着すると血管の確認が難しい

　採血時は感染予防として手袋を装着するため、素手よりも、採血すべき血管を触知しにくくなります。そのため、静脈を十分に怒張させないと位置確認が難しくなります。また、動脈の拍動も、素手よりも確認しにくいので、慎重に触知しないと採血部位の位置確認が難しくなります。

よりよい実践に向けた医療安全対策の実際

対策①▶安全な採血方法を徹底する

　安全な採血方法のポイントには、①正しい血管を選択する、②血管を怒張させる、③複数回の穿刺は避ける、④適切な角度で穿刺する、⑤適切な器具を使用する、の5つが挙げられます。

▶正しい血管を選択する

　解剖の知識をもとに適切な血管を選択します。採血で穿刺する主な血管の特性と注意点を一覧にしました（表1）。基本的には、利き腕でない側の肘窩部の、太く弾力があり、あまり深くないところを走行する真っすぐな血管を選択してください。

　肘窩部の外側には太い神経がみられないので、橈側正中皮静脈や肘正中皮静脈を選択します。肘窩部での採血が難しい場合は、前腕正中皮静脈や手背の背側中手静脈を選択します。手関節の橈骨付近の静脈は橈骨神経浅枝が走行しているため、また肘窩部の内側の尺側正中皮静脈は深部に正中神経や上腕動脈が走行しているため、可能な限り避けます[1]。

表1｜採血で穿刺する上肢の主な血管の特性と注意点

部位	血管	特性	注意点
肘窩	橈側正中皮静脈	・周辺に前腕外側皮神経が走行	—
	肘正中皮静脈	・深部に正中神経が走行	・深く穿刺すると神経損傷の可能性が高いため穿刺時の針の角度に注意
	尺側正中皮静脈	・深部に正中神経や上腕動脈が走行	・動脈の誤穿刺の可能性があるため、動脈の拍動の有無を確認 ・深く穿刺すると神経損傷の可能性が高いため、できる限り避ける。やむを得ず穿刺するときは、穿刺時の針の角度に注意
前腕	前腕正中皮静脈	・肘窩部の静脈に比べて細い	
	前腕橈側皮静脈	・肘窩部の静脈に比べて細い ・前腕外側皮神経が走行	—
	前腕尺側皮静脈	・肘窩部の静脈に比べて細い ・穿刺時の痛みが強い	
手関節	橈側皮静脈	・橈骨神経浅枝が走行	・神経損傷をきたしやすいため、できる限り避ける
手背	背側中手静脈	・肘窩部の静脈に比べて細い ・穿刺時の痛みが強い ・血管が逃げやすい	—

▶血管を怒張させる

採血する血管が決まったら、確実に穿刺できるように血管をしっかりと怒張させます。血管を怒張させる方法として、①患者の手を軽く握らせる、②末梢側から穿刺部位の方に向けて軽くマッサージする、③人差し指と中指で血管を数回軽く叩く、④いったん駆血帯を外して腕を心臓より低い位置にできるだけ下げる、⑤穿刺部位付近を温める（40℃前後）などが有効です。

ただし、血管を怒張させるために、手を強く握りしめることやグーパーの動きを繰り返すこと、駆血帯を強く締める、長い時間の駆血（3分以上）により、採血結果を変動させてしまう恐れがあるため注意が必要です[2]。

▶複数回の穿刺は避ける

2回穿刺しても不成功の場合、他の採血者に代わることが推奨されています[3]。同一患者の採血は何回までと院内で回数を決め、それ以上の場合には実施者を変えるというような具体的な取り組みを行い、1人による穿刺回数は最小限にとどめる必要があります。

なお、穿刺を繰り返すと痛みや緊張で血管が収縮し穿刺しにくくなるので、少し時間を空けてから実施することも一つの方法です。

▶適切な角度で穿刺する

穿刺時の針の角度が大きいと針が深部まで到達するため、血管や神経を損傷する可能性が高くなります。穿刺時の針の角度は皮膚に対して30度以下が適切です[4]。

▶適切な器具を使用する

翼状針を使用することで、①針を刺す際の痛みが少ない、②針が短く、浅い穿刺が可能、③採血管交換時の衝撃が直接針に伝わらない、④血管内に針が挿入された際に血液の流入が確認できる、などの特徴から神経損傷などのトラブルが低減されます。

ただし、コストの問題や採血者の慣れの問題などもあるため、病院の特性や患者の状態、採血時の状況に最も適した器具を選択することが大切です[5]。

対策②▶採血に関する知識・技術を深める

▶神経損傷に関する勉強会を実施する

医師の協力を得て、解剖生理も含め、神経損傷に関して院内で勉強する機会をもちます。神経損傷やそれに伴う障害や診断・治療の基礎的な事項について学びます。そのほか、採血に関する報道事例や裁判事例などをもとに対応策を検討することも一案です（知っ得メ

知っ得メモ

裁判事例をチェックしよう！

　事故防止対策や事故後対応などを具体的に検討するうえで、実際の判決を調べて、どのような法的責任が問われたのかを考えることは参考になります。医療事故に関する判決は、下記のWEBサイトなどで検索することが可能です。
＊医療安全推進者ネットワーク　医療判決紹介（http://www.medsafe.net/precedent/）
＊裁判所　裁判例情報（https://www.courts.go.jp/app/hanrei_jp/search1）
　なお、採血による神経損傷によって医療者側の過失が問われた判決には、次のものがあります。

①尺側正中皮静脈を選択して採血した結果、右腕肘窩部分にて血管から外れて深く穿刺し、正中神経を損傷させたケース
・松山地方裁判所、平成12年（ワ）第694号、損害賠償請求事件
（https://www.courts.go.jp/app/files/hanrei_jp/648/018648_hanrei.pdf）

②手関節橈側で採血した結果、橈骨神経知覚枝を損傷させたケース
・福岡地方裁判所小倉支部、平成12年（ワ）第391号、損害賠償請求事件
（https://www.courts.go.jp/app/files/hanrei_jp/187/008187_hanrei.pdf）

URL［2021.11.5確認］

モ参照）。また、日常的に採血による神経損傷について注意喚起を行うことも大切です。

▶採血の実技演習を行う

　看護基礎教育や新人看護職員研修で採血の技術演習がありますが、それだけでは不十分です。各病院で練習の機会を設けましょう。

　このとき、採血の手技だけではなく、「なぜ、その部位を選択してはいけないのか」「血管の場所がわからないときにはどうすればよいか」「患者が痛みやしびれを訴えた際は、どのように対処すればよいのか」など、解剖生理も含め、知識に裏づけられた演習を行うことが大切です。

　最初から人間の血管で採血の手技を演習することは難しいので、はじめは採血手技を可視化したDVDや動画などの映像を見てイメージした後、医療用の採血・静脈注射用シミュレーターなどを活用します。その後、実際に人間の血管で演習を実施すると効果的です。

表2｜採血によるしびれ・痛みへの対応のポイント

●注射針をすぐに抜く
●神経損傷が疑われる場合は速やかに専門医
　（整形外科医など）に診察を依頼する
●状況と対応を主治医に報告する
●状況や対応を診療記録や報告書に記載する

対策③▶採血手順を標準化する

▼採血の標準マニュアルを作成する

　採血時に前腕皮神経損傷をきたしたとして、患者から損害賠償を求められた判例があります。その裁判の過程で、看護師が定められたマニュアルどおりに採血したかどうかが問われたことがありました[6]。

　ですから、「標準採血法ガイドライン　GP4−A3 Approved Guideline」（日本臨床検査標準協議会編）などを参考に、各病院で採血の標準マニュアルを作成し、それに沿って採血を実施することが大切です。

▼しびれ・痛みの訴えの発生時マニュアル（フローチャート）を作成する

　患者が採血によるしびれ・痛みなどの症状を訴えた場合の対応のポイントは、表2のようになります。

　誰もが同様に対応できるようにするには必要な対応を時系列で記したフローチャートを作成しておくと有効です。しびれ・痛みなどの神経損傷やそれに伴う障害は、穿刺時に発生する場合と日数を経てから症状が出る場合がありますので、①穿刺時に症状が発生した場合（外来・入院共通）、②後日症状が発生した場合（入院患者の場合）、③後日症状が発生した場合（外来患者の場合）、の3通り作成しておくと非常に有益です（図4）。

　日本赤十字社では、献血者に対する「標準作業手順書[*2]」や「採血副作用又は事故の対応にかかるガイドライン」を整備しています。そのなかには、採血・献血時にしびれ・痛みを訴えた場合の処置や対応、記録や報告体制などが具体的に定められています。これは献血者に対するものですが、しびれ・痛みを訴えた場合の処置や対応などはマニュアル作成時の参考になります。

　また、ある病院では、採血室の採血台にネットワークカメラを設置し、採血時の映像お

---

*2　日本赤十字社：標準作業手順書（採血）社内統一版（https://www.mhlw.go.jp/shingi/2004/11/s1126-18d.html）［2021.11.5確認］

図4 | 採血によるしびれ・痛みへの対応フローチャート

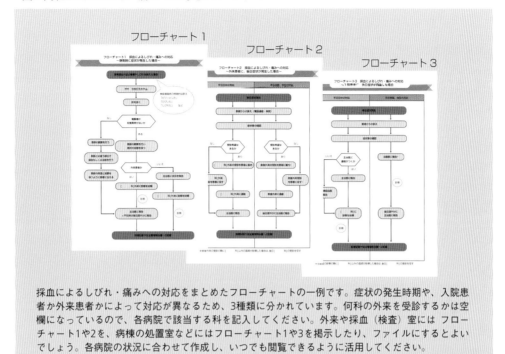

採血によるしびれ・痛みへの対応をまとめたフローチャートの一例です。症状の発生時期や、入院患者か外来患者かによって対応が異なるため、3種類に分かれています。何科の外来を受診するかは空欄になっているので、各病院で該当する科を記入してください。外来や採血（検査）室には フローチャート1や2を、病棟の処置室などにはフローチャート1や3を掲示したり、ファイルにするとよいでしょう。各病院の状況に合わせて作成し、いつでも閲覧できるように活用してください。

[医療安全管理者サポートツール]詳細はp.161-163参照

よび音声を録画・録音しているところもあります。患者にポスターで案内するとともにプライバシーに配慮して、カメラはスタッフと患者の腕だけを撮影するよう設置されています。このような記録システムの導入によって、採血の手技や患者への対応の客観的な記録を残すことができ、個々の採血手順の見直し、手技の改善へ役立てることができます[7]。

対策④ ▶患者に説明・確認する

採血をする前に、患者に採血の神経損傷について説明します。例えば、神経損傷が起こると具体的にどのような症状が出るのか、症状が出た場合にはどのように対応するのかなどを説明します。

以前の採血時に手のしびれや痛みを感じた経験があるかどうかも患者に確認します。そうした経験がある場合は、その部位は避けて採血します。また、実施者は採血を行う際には、針を刺したとき・採血している最中・針を抜いた後、それぞれの時点で指先などにしびれや痛みを感じないかどうかを患者に確認することも大切です。

採血時の注意点や採血の合併症について説明する患者向けポスター*3を待合室に提示し

---

*3 東京大学医学部附属病院検査部の採血ポスター（https://www.h-u-tokyo.ac.jp/patient/kensa/saiketu/pdf/saiketuposter.pdf）［2021.11.5確認］
　　医療の質・安全学会の採血説明書（https://www.qsh.jp/partner/Documents/saiketusetumei.pdf）［2021.11.5確認］

ている病院もあります。参考にしてパンフレットや説明書、ポスターなどを作成するのも
よいでしょう。

〈引用文献〉
1) 日本臨床検査標準協議会編：標準採血法ガイドライン GP4－A3 Approved Guideline，日本臨床検査標準協議会，p.21-22，2019.
2) 前掲1)，p.23-26,47.
3) 前掲1)，p.33.
4) 前掲1)，p.25.
5) 前掲1)，p.17.
6) 大阪地裁判決，平成8年6月28日，判例時報，No.1595，p.106-109，1997.
7) 市村直也：監視カメラを利用した採血室管理,検査と技術,48（3），p.354-358,2020.

〈参考文献〉
・中村春菜：注射針による神経損傷，看護管理，15（5），p.424－429，2005.
・村上美好監修：写真でわかる基礎看護技術1，インターメディカ，2005.

医療安全管理者への処方せん	「採血によるしびれ・痛み」を防ぐために

☑ 安全な採血方法を徹底しましょう

☑ 採血に関する知識・技術を深めましょう

☑ 採血手順を標準化しましょう

☑ 患者に説明・確認しましょう

5 経鼻栄養チューブの誤挿入

医療安全管理者のお悩み

経鼻栄養チューブの誤挿入に気づかず、栄養剤を注入したため、患者さんが死亡したり重篤な障害を負ったりしたという報道がみられます。経鼻栄養チューブの誤挿入による事故を防ぐための注意点と具体策について教えてください。

Check Point 経鼻栄養チューブの挿入方法　経鼻栄養チューブの位置確認方法

　経鼻栄養チューブを挿入する際、誤って気管や気管支に挿入してしまう可能性があります。意識障害や咳嗽反射の低下など、患者の状態によっては誤挿入に気づくことが難しい場合があり、誤挿入後にそのまま栄養剤が注入されると、窒息や肺炎など重篤な合併症を引き起こす危険性があります。

　そこで安全のため、経鼻栄養チューブ挿入時や栄養剤注入時に、チューブの挿入位置を確認する必要があります。ここでは、経鼻栄養チューブの位置確認手順の標準化、実施上の注意点と具体策について考えます。

コレだけは押さえたい基礎知識

誤挿入での栄養剤注入は死に至る可能性がある

　経口摂取できない場合の栄養管理として、侵襲が少なく簡便に行える経鼻栄養チューブによる経管栄養が普及しています。経鼻栄養チューブは、目的とする胃のなかに留置され

れば問題ありませんが、食道と平行する気道に誤挿入される可能性があります。

日本医療機能評価機構による医療事故情報収集等事業の第43回報告書（以下、第43回報告書）によると、2010（平成22）年1月1日から2015（平成27）年9月30日までに報告された医療事故事例のうち、経鼻栄養チューブの誤挿入に関連した事例は56件あり、誤挿入された部位では、気管支が23例、胸腔が11例、気管が7例でした。56件のうち、死亡に至った事例が4例、障害残存の可能性が高いものが4例ありました[1]。また、日本医療安全調査機構に届けられた医療事故報告（2015年10月〜2018年5月末）では、胃管挿入に関連した死亡事例が6件報告されています[2]。

経鼻栄養チューブの誤挿入そのものが直ちに死亡に結びつくわけではありませんが、誤挿入に気づかずに栄養剤を注入すると、窒息や重篤な肺炎などを起こし死亡に至る恐れがあります。誤挿入された経鼻栄養チューブに栄養剤を注入することは、死に至る可能性があることを念頭におく必要があります。

挿入位置の確認は、気泡音の聴取だけでは不十分

第43回報告書によると、誤挿入があった56件のうち、40例が気泡音を聴取し胃内に挿入されたと判断しています[3]。経鼻栄養チューブが胃のなかに正しく留置されていなくても、何らかの音が聴取される可能性があります。そのため、気泡音の聴取だけではチューブの位置確認は不十分だと言えます。

気泡音の聴取だけで確認し、誤挿入に気づかないまま栄養剤を注入したことについて、注意義務違反が問われた裁判事例もあります[4]。

経鼻栄養チューブが正しく胃のなかに留置できているか、適切な方法で確認することが重要です。

栄養剤注入前の確認は重要

第43回報告書の誤挿入事例56件で、誤挿入を発見した時期に注目すると、栄養剤の注入後が39例と最も多く、誤挿入に気づかないまま注入を行っている事例が多いことがうかがえます。

また、誤挿入を発見した契機で最も多かったのは、注入後に患者の呼吸状態が悪化したために行った画像診断で判明した事例で、23例ありました[5]。

栄養剤注入前の確認に加えて、注入中や注入後の観察も注意深く行う必要があります。

「経鼻栄養チューブ誤挿入」による事故の発生要因

誤挿入をしやすい状況にある

▶意識障害、嚥下反射や咳嗽反射の低下

経鼻栄養チューブは、嚥下の瞬間に開放される下咽頭から食道に挿入するので、嚥下反射や咳嗽反射を確認しながら行います。意識障害や重度の認知症のある患者は、挿入時に嚥下を促すといった協力を得ることが難しく、また、高齢者や脳神経系疾患がある患者は、嚥下反射や咳嗽反射が低下していることが多いので、誤挿入しやすく、また誤挿入した場合に気づきにくくなります。咳止め薬や鎮静薬を使用し、咳嗽反射が鈍っている場合も同様です。

▶気管挿管、気管切開、脊柱の変形

挿管チューブや気管切開カニューレを留置している患者は、食道入口部がカフで圧迫され狭くなっているので、経鼻栄養チューブを食道へ進めることが難しくなります。また、脊椎の変形がある場合も、咽喉頭や食道が弯曲するため、誤挿入のリスクが高くなります。

確認方法が「気泡音の聴取」のみ

ベッドサイドで容易にできる気泡音の聴取は、経鼻栄養チューブの位置確認の方法として、以前から広く用いられていました。しかし、気道に誤挿入されていても似たような音が聞こえる事例が報告されており、気泡音の聴取による位置確認は確実ではありません。

「挿入時に確認したから大丈夫」という思い込み

「挿入時にチューブの位置を確認しているので安全」と思って、栄養剤注入前の挿入位置の確認、栄養剤注入後の継続した観察が不十分になる可能性があります。例えば、医師が経鼻栄養チューブを挿入した後に看護師が栄養剤を注入する、といったように経鼻栄養チューブの挿入者と栄養剤の注入者が異なる場合、看護師が「医師が位置確認を行っているから大丈夫」と思い込むこともあります。

また、勤務交替の際に、挿入時やその後の患者の状態について適切な情報が伝わらないと、チューブの位置確認や注入後の患者の状態観察が不十分になりがちです。

栄養剤誤注入に気づきにくい

意識障害のある患者、嚥下反射・咳嗽反射が低下している患者の場合、むせ込みや咳嗽で誤挿入や誤注入を察知することが難しく、相当量の栄養剤が注入され、患者の呼吸状態が悪化してから栄養剤の誤注入に気づくことがあります。

よりよい実践に向けた医療安全対策の実際

対策①▶経鼻栄養チューブ使用の適応と誤挿入のリスクを評価する

経鼻栄養チューブの誤挿入のリスクが高い患者は、①意識がない、②嚥下反射の低下、③咳嗽反射の低下（鎮静中や咳止め薬の使用を含む）、④身体変形、⑤高齢者、⑥挿入困難歴がある、などが挙げられています。

上記①～⑥に該当する患者は経鼻栄養チューブの誤挿入が起こりやすいので、経管栄養を開始する前に、栄養サポートチーム（Nutrition Support Team；NST）を始めとした多職種（医師・薬剤師・看護師・管理栄養士など）からなるチームで、経管栄養の必要性や患者に合った栄養管理方法を検討します。

経鼻栄養チューブによる経管栄養の適応の検討と誤挿入のリスク評価は、定期的に行うことが大切です。

対策②▶経鼻栄養チューブの挿入位置を確認する

初めて経鼻栄養チューブを挿入する、または、再挿入する場合は、チューブが胃内に挿入されていること（気道に誤挿入されていないこと）を複数の方法で確認します。

胃内容物の吸引およびpH測定による確認やX線撮影による確認は、客観的な評価ができるため、比較的確実性が高いと言われています[6]。また、呼気のCO_2検知器を用いる方法もあります[7]。

それぞれの医療機関において、実施可能な方法を検討し、挿入位置の確認方法を明確にすることが必要です。

なお、気泡音の聴取は、胃内に挿入されていることを確認する確実な方法ではないので、気泡音の確認はあくまでも補助手段として用いることを認識しましょう。

▶胃内容物の吸引

胃の内容物が吸引できることを確認します。胃内にチューブが留置されていても、先端の位置や体位によっては吸引できないことがありますので、チューブ挿入の長さを変える、

体位を左側臥位や上体を挙上する、30分待つなどして、内容物の吸引を試みます。

▶pHによる確認

吸引液が胃内容液であることを確認するためpH試験紙を使用し、pH5.5 以下の強酸性であることを確認します。胃内容物であることの確認は、酸性・アルカリ性の判別しかできないリトマス試験紙ではなく、pH値を細かく知ることができるpH試験紙を使用します。

なお、制酸薬を服用している場合は、pHが5.5以上になる可能性があるので留意が必要です。

▶X線撮影による確認

X線撮影は、経鼻栄養チューブの先端位置を画像で確認できることから、比較的確実性が高いとされています。しかし、経鼻栄養チューブ挿入後に、X線撮影をしていても、画像を正確に読影できなかったために誤挿入が見逃されたという事例の報告もあります[8]。

撮影したX線写真は、医師、診療放射線技師、看護師など複数の医療職で読影を行い、確実にチューブが胃内に挿入されていることを確認します。なお、X線撮影による確認を行う場合は、X線不透過ライン付きのチューブを使用します。

対策③▶栄養剤注入前の経鼻栄養チューブの位置確認

チューブが抜けかけた状態で栄養剤を注入すると、気管へ逆流することがあります。経鼻栄養チューブ挿入後（再挿入を含む）の位置確認が確実に行われていることをカルテなどで確認し、そのうえで、栄養剤注入前には、チューブの逸脱がなく胃内に留置されていることを確認します。

確認方法の例を表1に示します。ここでも複数の方法で確認する必要がありますので、自施設での確認方法を検討しましょう。なお、栄養剤注入前の確認の過程で、胃内に挿入されているか疑わしいと迷うことがあった際には、栄養剤を注入せずに担当医に報告し、その後の対応を検討しましょう。

対策④▶マニュアルを作成する

具体的なマニュアルがあることで、誰でも同じように経鼻栄養チューブの位置確認ができ、また位置確認のX線撮影を依頼する手順も円滑に実施することができます。

マニュアルは、表2のような項目について具体的に作成します。

経鼻栄養チューブの初回挿入時および再挿入時の位置確認方法や再挿入の手順については、フローチャートを作成しておくとわかりやすいでしょう（図1）。

なお、夜間に経鼻栄養チューブの自己抜去や事故抜去があった場合は、チューブの再挿

表1 | 栄養剤注入前の確認方法

● チューブのマーキング位置の確認　　● 胃内容物の吸引　　● 胃内容物のpH測定

● 口腔内の観察（チューブのたわみや交差がないかなど）

表2 | 経鼻栄養チューブ誤挿入防止マニュアル・必要項目

① 経鼻栄養チューブの初回挿入時および再挿入時の位置確認方法や再挿入の手順

② 栄養剤の注入開始前の位置確認方法

③ 栄養剤の注入中から注入後の患者の観察方法

図1 | 経鼻栄養チューブ挿入フローチャート

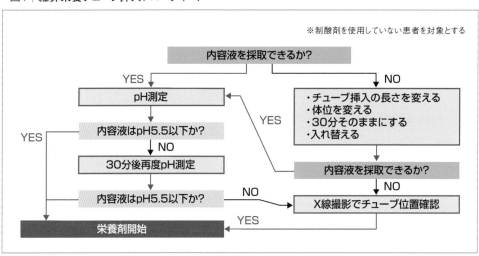

[出典] 医療安全全国共同行動：行動目標3a「危険手技の安全な実施−経鼻栄養チューブ」

入は翌朝に行うことが望ましいです。このようにすれば、マンパワーが限定された夜間に
おいて、当直医が経鼻栄養チューブを再挿入したり、当直の診療放射線技師が夜間にX線
撮影をして位置確認したりといったことがなくなります。

　栄養剤の注入中から注入後の患者の観察方法に関しては、観察項目（気分不快・嘔気・
嘔吐などの消化器症状と、咳嗽・喘鳴・チアノーゼなどの呼吸器症状）を確認するチェッ
クリストを作成し、マニュアルに盛り込んで活用することも一案です。

対策⑤ ▶経鼻栄養チューブについて患者・家族に説明する

　経鼻栄養チューブによる経管栄養は、患者・家族がそのリスクも含めて理解し、納得したうえで開始します。経管栄養法は治療行為なので、処置や検査と同じように、患者や家族に説明し承諾を得ることが必要です。

対策⑥ ▶マニュアルの周知と実施状況の確認

　マニュアルがあっても、それが周知され、ルールが遵守されないと意味がありません。周知した後は、院内ラウンドなどを通して実施状況を確認していきましょう。

　経鼻栄養チューブの位置確認の方法として、「気泡音の聴取だけでは不確実である」ことについては、さまざまな機関・団体から注意喚起がなされているものの、院内での周知がまだ十分でない現状があります。チューブが気管に誤挿入された状態でも気泡音が聴取された事故事例を示して、伝えていくことも一案です。

〈引用文献〉
1) 日本医療機能評価機構：医療事故情報収集等事業第43回報告書，p.147-150，2015.（https://www.med-safe.jp/pdf/report_43.pdf）［2021.11.5確認］
2) 日本医療安全調査機構：医療事故の再発防止に向けた提言第6号　栄養剤投与目的に行われた胃管挿入に係る死亡事例の分析，p.5，2018.（https://www.medsafe.or.jp/uploads/uploads/files/teigen-06.pdf）［2021.11.5確認］
3) 前掲1)，p.159.
4) 飯田英男：刑事医療過誤2，判例タイムズ社，p.602-603，2006.
5) 前掲1)，p.156-157.
6) 前掲2)，p.18.
7) 前掲2)，p.17.
8) 前掲1)，p.160-161.

〈参考文献〉
・医療安全全国共同行動技術支援部会編：医療安全実践ハンドブック，医療安全全国共同行動，p.61-80，2015.
・杉山良子，寺井峰子，山元恵子：セーフティ・マネジメント入門　患者と職員の安全を守るための羅針盤，ライフサポート社，p.224-233，2013.
・医療安全全国共同行動：医療安全レポート〈書籍版〉2017年度，医療安全全国共同行動，p.70-73，134-137，2020.
・医療安全全国共同行動：医療安全レポート〈書籍版〉2018年度，医療安全全国共同行動，p.65-69，2020.
・日本医療機能評価機構：経鼻栄養チューブの誤挿入，医療安全情報，№121，2016.（https://www.med-safe.jp/pdf/med-safe_121.pdf）［2021.11.5確認］
・医薬品医療機器総合機構：経鼻栄養チューブ取扱い時の注意について，PMDA医療安全情報，№42，2014.（https://www.pmda.go.jp/files/000144631.pdf）［2021.11.5確認］
・芳賀克夫，山内健，松倉史朗 他：経鼻栄養胃管気道内誤挿入防止のための指針，日本医療マネジメント学会雑誌，9（2），p.359-363，2008.
・認定病院患者安全推進協議会：提言　経鼻栄養チューブ挿入の安全確保について，患者安全推進ジャーナル，No.13，p.39-40，2006.
・山元恵子監修：写真でわかる経鼻栄養チューブの挿入と管理　「医療安全全国共同行動」の推奨対策を実践するために，インターメディカ，p.52，2011.

医療安全管理者への処方せん 「経鼻栄養チューブの誤挿入」を防ぐために

- ☑ 経鼻栄養チューブ使用の適応と誤挿入のリスクを評価しましょう
- ☑ "複数の方法"で確認しましょう
- ☑ マニュアルを作成しましょう
- ☑ 経鼻栄養チューブについて患者・家族に説明しましょう
- ☑ 勉強会・リスクマネジメントニュース・ポスターなどで、確認方法やマニュアルを周知徹底しましょう

6 転倒・転落

患者さんの入院時には看護師が転倒・転落のリスクをアセスメントし、対策を行っていますが、転倒・転落によって傷害が発生することもあります。看護師が立てる対応策に限界を感じていますが、チームでの取り組みを進めるにはどうしたらよいでしょうか。

Check Point チームで取り組む防止策　転倒・転落後の初期対応
患者参加

　転倒・転落は、医療現場のインシデントのなかでも頻度が高く、ときには頭部外傷や打撲、骨折などを引き起こし、死亡に至るケースもあります。

　医療現場では、主に看護師がアセスメントスコアシートによって転倒・転落のリスクを評価し、それに応じた対応策を講じています。しかし、これを行えば転倒・転落事故がゼロになるという決定打はなく、防止に苦慮しているのが現状です。また、夜間など人的資源の少ない時間帯の転倒・転落では、対応の遅れも危惧されます。

　そこで看護師のみならず多職種によるチームの取り組みや患者・家族との協力による取り組みを考えていきます。

コレだけは押さえたい基礎知識

頻度が高く、重大な結果を招く転倒・転落

　日本医療機能評価機構の年報によると、2019（令和1）年に報告された医療事故4,532件のうち、転倒・転落は1,008件でした。また、転倒・転落は、死亡に至った事故全報告315件のうち12件、障害残存の可能性がある（高い）事故全報告463件のうち84件を占めていました[1]。転倒・転落は頻繁に起こり、比較的軽微な傷害にとどまることもありますが、なかには重大な結果が生じる場合があることを常に念頭に置く必要があります。

防止策を考える前に、発生構造を要確認

　「転倒・転落」と一口に言っても、「転倒・転落」が起きた状況が、医療者の介助中か、患者の自力行動中か、また後者の場合には患者に判断力があるかないかで、防止策が異なります。転倒・転落防止策を検討する際は、どういう状況か、どういう患者の転倒・転落か、大まかな枠組みで発生構造を整理しましょう。

転倒・転落事故防止策の3つのポイント

　転倒・転落事故については、①発生の可能性を少しでも減らすための「発生防止策」（例えば適切なアセスメントの実施と情報共有、薬剤の検討と調整、療養環境や物品の整備、患者への指導、介助を申し出やすい関係づくりなど）、②発生時の傷害を最小にする「傷害防止策」（例えば低床ベッド、衝撃吸収マット等の導入など）、③傷害の早期発見と早期治療のための「被害拡大防止策」（例えば転倒・転落による傷害の程度の確認、観察・報告体制や検査・診察体制の整備など）、という3つの対策を立てる必要があります[2]。

「転倒・転落」の発生要因

多職種の連携が不足している

　転倒・転落の防止策には決定打がないだけに、さまざまな人的資源を活用して多面的な対策をとることが必要です。ここ数年では、多職種と連携して対策を講じている施設が増えてきていますが、いまだに「転倒・転落防止＝看護師の取り組み」となっている病院も少なくありません。

例えば、転倒・転落の要因の一つには、睡眠薬・向精神薬などによるふらつきやせん妄があり、医師・薬剤師との連携による薬剤の調整などが必要と考えられます。また、入院患者が安全にベッドから降りたり歩行したりするためには、日常生活やリハビリテーション中の患者の状態について、看護師・理学療法士・作業療法士とで情報共有したうえで対策を立てることが大切です。

　多職種間で情報共有ができていないと、転倒・転落の一因になることがあります。また、X線撮影時に看護師が「介助が必要です」と診療放射線技師に引き継いだにもかかわらず、撮影台から患者が転落し、死亡した事故も報道されています[*1]。

物品が効果的に使えていない

　転倒・転落を防止するために、医療現場では、離床センサーや低床ベッド、ベッド柵などの物的対策が講じられています。しかし、これらの物品がいつでもどこでもすぐに使えるだけ揃えることは、コスト面でも困難をきたします。

　また、どのような患者に、どのような物品を使うとよいのか、明確な基準がないこともあります。そのために、現場では個々の看護師の判断に任され、使い方が必ずしも合理的ではない場合があると考えられます。例えばベッド柵は、適切な使い方をしなければ柵を越えて転落する可能性があり、かえって危険性が増すと考えられます。

事故後の初期対応の遅れ

　転倒・転落発生後の被害拡大を防止するには、傷害を見逃さないことが重要です。見逃されやすい重大傷害として、①頭部打撲で生じる急性硬膜下血腫、②頭部打撲後、数週間以降に認知や行動の異常として現れる慢性硬膜下血腫、③認知症のように痛みの訴えがはっきりしない患者の大腿骨頸部骨折、などがあります。

　特に①は、夜間に発生した場合、意識障害を睡眠中と誤解して発見が遅れる危険性があります。

〈事例〉夜間にベッドから転落。外傷はなく、医師に口頭で報告したものの診察は行われず、CT検査なども実施されなかった。看護師は転落後に1回巡視したが、「よく寝ていた」として経過観察し、朝になって昏睡状態で発見された。その時点で家族に連絡したため、家族から連絡が遅いというクレームがあった。

　このような事例が医療現場で起こることがありますが、「経過観察した」と報告書に記

---

*1　2000年7月17日報道（共同通信）、2001年12月17日報道（メディファクス）

載されていても、「何回（何分ごとに）」「何を（どのような異常を想定した観察を）」行ったのか、看護記録などに書かれていないために、十分な観察がされたのか、疑問視される場合も少なくありません。

　転倒・転落後の観察ポイントが決まっていないと、看護師による観察が的確に行われず、異常の発見が遅れる可能性があります。さらに、転倒・転落後の対応の基準が明確でないと、どのような場合に医師に診察を求めるのか、X線撮影やCT検査を行うのかなどの判断にバラツキが生じる恐れがあります。

　特に夜間は、看護師は当直医に診察を依頼するかどうか迷いが生じることがあり、その結果、必要な診察や検査が遅れる要因になる場合があります。

患者・家族と医療者の認識の食い違い

　病院の環境は住み慣れた自宅とは大きく異なるため、入院時はベッドからの転落や歩行中の転倒の危険性が高まります。さらに、患者は薬剤や疾病治療、臥床による影響でめまいやふらつきを起こしやすく、転倒・転落の可能性が高くなります。

　ところが、患者自身はなぜそれらの症状が出るのか理由がわからないため認識が低いことが多く、また家族のなかには、自宅でしばしば転んでいる患者でも、"医療者が見守る病院"で転んで怪我をすることは容認できないと考える人もいます。

　介助なしでの歩行が危険な患者に、看護師が「トイレに行く場合にはナースコールで看護師を呼ぶように」と依頼しても、1人でトイレに行こうとする患者も少なくありません。これは、転倒する危険性の認識が低いことに加え、排泄行為だけは人に頼らず自力で行いたいという心理が背景にあります。また、ベッドからの転落の危険性を認識していない家族がベッド柵を下ろしたまま目を離して、患者がベッドから転落するケースもあります。

よりよい実践に向けた医療安全対策の実際

対策①▶多職種が連携して対応策を考える

　患者に関わる医療者が共通の認識で、患者を観察し、転倒・転落の防止策を実施する必要があります。実際に、医師、看護師、理学療法士、作業療法士、管理栄養士、診療放射線技師、薬剤師、臨床工学技士、事務職などの多職種による転倒・転落予防対策チームを立ち上げている病院もあります[3,4]。チームをつくると、例えば運動機能に問題がある場合は理学療法士が、日常生活動作や環境については作業療法士が、薬剤関与の可能性がある場合は薬剤師が、というように、関連職種の専門性を活かしてリスクを評価したり、連携して対策を立てたりすることができます。

ある病院では、多職種の転倒・転落防止委員会の活動を通して、例えば、看護師のアセスメントスコアシートの見直しに他の専門職の意見を取り入れたり、CTやMRIの検査ではどのようなときに転倒転落が起きやすいのかを検討し、診療放射線技師と看護師の役割分担について意見交換ができたりしました。また、転倒後の対応マニュアルの作成にあたり、脳外科の医師から、転倒後にCT撮影をする条件（基準）を示してもらったことで、転倒後に看護師から医師に依頼をしやすくなった、といった効果があったとのことです[5]。

対策②▶物品の使用基準をつくる

　物品の使用基準を明確にするとベッド柵や離床センサーを購入する際に、計画的に準備しやすくなると考えられます。物品の使用基準は、歩行や立位が可能かどうかというADLレベルごとに検討します。そして、各レベルの患者の特性を考慮して、ベッド、ベッド柵、離床センサー、衝撃吸収マットなど複数の物品について効果的な組み合わせを考えて、使用の有無や使い方を決めます。なお、こうした基準をつくる場合も、看護師だけでなく、多職種が共通の認識をもって取り組むことが肝要です。

　さまざまな職種からなるワーキンググループによって「転倒・転落事故防止マニュアル」を作成し、そのなかで、患者のADLレベルに応じて離床センサー選択の指標をわかりやすく記載している病院もあります（図1）。

　物品は万能ではありませんが、センサーやAIによる転倒予測などを活用することによって業務が整理できる場合もあります。どのような条件で活用するとよいかチーム内で検討しましょう。

対策③▶転倒・転落後の初期対応マニュアルを作成する

　転倒・転落後の初期対応の遅れを生じさせないためには、誰もが同じように対応できるようにマニュアルを作成します。

　マニュアルには、「患者の状態観察」から「家族への連絡の有無」までの各項目について、具体的な対応とその際の留意点（表1）を記載します。例えば、転倒・転落直後の頭部CT検査で異常所見がない場合でも、その後の急変が予測されるので、意識レベルの観察時間を具体的に示し、夜間の場合でも意識レベルを確認する必要がある、といったことを明記します。報告先については、平日日中と平日夜間・休日に分け、また平日夜間・休日とは、何時から何時までを示すのかを誰もがわかるように明記しておくことが必要です。さらに、患者の状態に合わせ、家族への連絡手段を明確にしておくとよいでしょう。

　転倒・転落の初期対応マニュアルは、フローチャートにまとめるとよいでしょう（図2）。ナースステーションやサテライトなどに掲示すると、事故発生時の初期対応が確認しやすくなります。

図1｜離床センサー選択の指標と離床センサー比較表

離床センサー選択の指標

センサーの種類	タッチコール	ベッドコール	転倒むし®
	©2021 Technosjapan.co.,ltd	©2021 Technosjapan.co.,ltd	イラスト提供：ニプロ株式会社
検知のタイミング	ベッド柵を握ったとき	ベッドから起き上がったとき	起き上がり、磁気クリップが外れたとき
対象患者	・一人歩きが心配な人 ・柵を乗り越えて転落する恐れがある ・柵を抜いてしまう	・最も早めの検知が必要な人 ・ベッドからの離床が転落に結びつく危険度が高い ・動きが素早い	・早めの検知が必要な人 ・ベッドからの離床が転落に結びつく危険度が高い ・動きが素早い

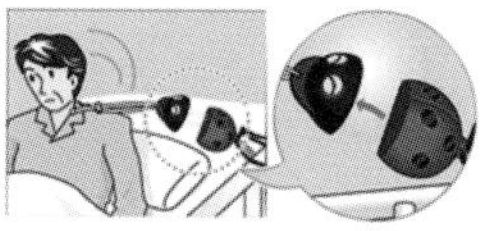

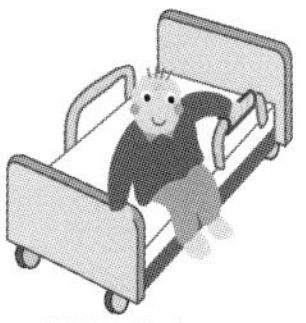

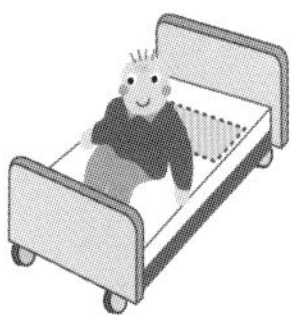

センサーの種類	コールマット	サイドコール	
	©2021 Technosjapan.co.,ltd	©2021 Technosjapan.co.,ltd	
検知のタイミング	ベッドから立ち上がったとき	ベッドの端に寄ったとき	
対象患者	・1人でベッドから離れると転倒する ・徘徊の恐れがある	・体動が激しく、離床センサーでの検知が難しい ・床敷きセンサーより早い検知が必要 ・床敷きセンサーを気にする	

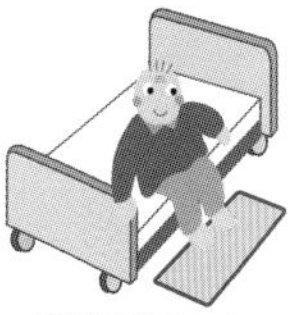

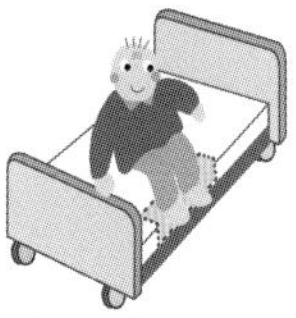

離床センサー比較表

	検知タイミング	対象者の転倒リスク	気づかれやすさ	設置しやすさ
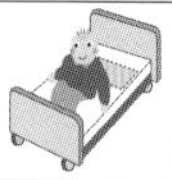 ベッドコール ©2021 Technosjapan.co.,ltd	早い	高い	にくい	○
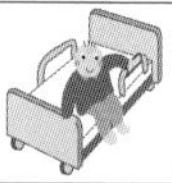 タッチコール ©2021 Technosjapan.co.,ltd	早い	高い	やすい	◎
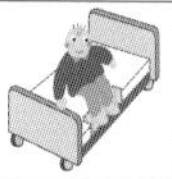 サイドコール ©2021 Technosjapan.co.,ltd	中間	中間	にくい	○
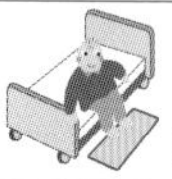 コールマット ©2021 Technosjapan.co.,ltd	遅い	低い	やすい	◎
転倒むし® 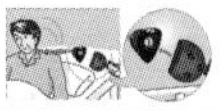 イラスト提供：ニプロ株式会社	早い	高い	やすい	◎

竹田綜合病院「転倒転落防止マニュアル」より一部改変

表1｜転倒・転落後の初期対応と留意点

	項目	対応（観察・処置）	留意点
1	患者の状態観察	バイタルサイン、意識レベル、瞳孔、呼吸状態、打撲部の変形・腫脹・痛みの程度、などを観察する	頭部外傷や骨折の有無など、緊急性の高い症状から観察する
2	転倒・転落時の状況把握	いつ、どこで（どこから）、どのように転倒・転落したか、について情報収集する	転倒・転落時の状況を言えない患者は、最も重症の外傷を受けていると想定して対応する
3	医師への報告	上記1. 2. で得た情報を医師に報告する（患者の状況によって、診察、X線撮影、CT検査が行われる）	迅速かつ適切な情報を報告し、診察や検査に遅れが生じないように対応する
4	経過観察	患者の状態ごとに具体的な観察時間、観察項目を決め実施する	頭部打撲後は意識レベルに注意する。経過観察は異常がない場合もその旨を記録する
5	再発防止策の検討	患者の転倒・転落リスクを再評価して対策を強化する	必要な物的対策を見直す
6	家族への連絡・説明	転倒・転落の事実を家族に報告する	打撲の程度が重く、処置や精査が必要な場合は、早急に連絡する

図2｜転倒・転落後の初期対応フローチャート

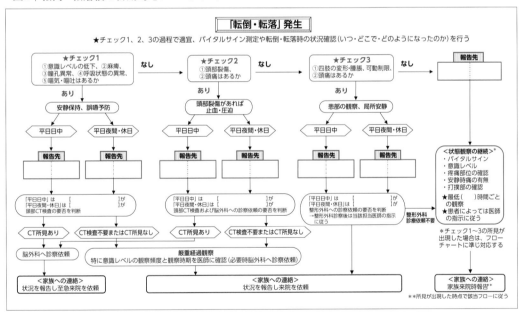

■「転倒・転落」後の初期対応フローチャート作成・活用のポイント■
・転倒・転落発見時は、「チェック1」→「チェック2」→「チェック3」と、緊急性の高い症状から評価する。
・平日日中と平日夜間・休日のルートを別々に記す。
・報告先の欄は、自施設での医師の報告（主治医、病棟担当医、当直医など）、看護師の報告先（病棟師長、リーダー看護師など）をそれぞれ記入する。
・【　　　　　】内には、要否の判断をする医師を記入する。
・右側の＜状態観察の継続＞の欄の（　　　　　）内は、自施設での状態観察の頻度に合わせて記入する。
・頭部CT検査で異常所見がない場合でも、その後に硬膜下血腫などによる急変が予測されるので、厳重な経過観察を行うことや、意識レベルの観察頻度や観察時期について医師に確認することを明記しておくとよい。

［医療安全管理者サポートツール］詳細はp.164参照

Good Practice

患者が「転倒・転落防止DVD」を視聴し、事故減少！

飯塚病院（福岡県）

　飯塚病院では、2006（平成18）年から入院説明時や入院後にベッドサイドのテレビで患者に「転倒・転落防止DVD」を視聴してもらっていましたが、転倒・転落事故の頻度に改善傾向はみられませんでした。

　そこで、2008（平成20）年からは、病棟ごとに「患者の90％に視聴してもらう」という目標を立て、1日数回の放映時間には視聴するよう声かけを行うほか、館内放送をするようにしました。その結果、患者自ら同室の患者に視聴するように声をかけてくれたり、「1人で行動して転ぶとかえって看護師さんに迷惑をかけるからね」との発言が聞かれるようになったり、患者の意識が向上する効果がみられました。

　入院説明時にDVDを観た家族が、スリッパを持参したにもかかわらず、売店でかかとのある履き物に買い換える姿も見受けられました。その後、転倒・転落事故の報告数は減少傾向を示し、特に重傷（大腿骨頚部骨折や頭部打撲）の事故が前年に比べて減少しました。

　DVDの活用によって患者本人が「何に気をつけるか」というポイントを理解できたことに加え、看護師の転倒・転落への意識も向上し、患者への働きかけが増えたことも効果の要因と考えられます。

　同院ではその後も継続して、動画を活用した転倒・転落防止に取り組んでいます。

　フローチャートは、転倒・転落をどのスタッフが発見しても同様の対応ができるように図式化しましょう。

　なお、医療事故調査・支援センターから、転倒・転落での頭部外傷による死亡事例の分析に基づいた提言が出されています[6]。転倒・転落後の適切な対応のための体制づくりの参考としてください。

対策④▶「患者参加」の視点を盛り込む

　転倒・転落の危険性を患者や家族に認識してもらうため、入院案内に転倒・転落防止に関して協力してほしいことを記載したり、入院時に看護師がリーフレットを用いたりして説明を行う病院が増えてきました。また、入院時のアセスメントは、患者や家族からの情報を取り入れて行い、アセスメント結果をわかりやすく説明している病院や、入院当初や手術直後のせん妄による転倒・転落を防止するため、可能な家族には付き添いを依頼する病院もあります。

　さらに、患者参加による事故防止策として、病院の入院環境や状況をイメージしやすい

図3｜転倒・転落防止ポスターの例

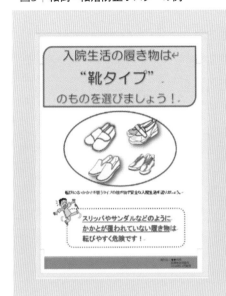

このポスターは、東京海上日動メディカルサービス株式会社メディカルリスクマネジメント室が医療機関に無償提供しています。

視聴覚教材で患者や家族に事前学習をしてもらい、転倒・転落防止の知識と意識を向上させる取り組みをしている病院があります。医療安全全国共同行動のなかでも、「患者・市民の医療参加」の取り組みの参考例として、「転倒・転落防止DVD」を活用している病院の実践が紹介されています（Good Practice 参照）。

　また、入院中の安全な履物の使用に着目し、靴着用促進を患者に働きかける取り組みを行っている病院もあります。ある病院では、毎月、部署単位でスリッパの使用状況を調査したり、ウォーキングカンファレンス時にスリッパ着用の患者に直接指導したりといった働きかけを行い、スリッパ着用率を大きく減少させることができたとのことです[7]。

　無償提供されているポスター（図3）やイラストなども活用して、スリッパをやめてシューズタイプの履物を使用することの重要性を理解してもらいましょう。

〈引用文献〉
1）日本医療機能評価機構：医療事故情報収集等事業2019年1月-12月（2019年年報分），参加登録医療機関からの報告（報告月に基づいた集計）YA-65-C事故の内容×事故の程度（https://www.med-safe.jp/contents/report/html/nennzi/2019/index.html）［2021.11.5確認］
2）川村治子：系統看護学講座　別巻16　医療安全，p.152，医学書院，2005.
3）松山市民病院：転倒予防対策チーム．https://www.matsuyama-shimin-hsp.or.jp/committee/fall_prevention/［2021.11.5確認］
4）要由紀子：多職種チームによる転倒・転落防止活動の推進を図る，医療安全レポート，No.27，p.13-15，2019.
5）前掲4）
6）医療事故調査・支援センター：医療事故の再発防止に向けた提言　第9号　入院中に発生した転倒・転落による頭部外傷に係る死亡事例の分析 2019年6月（2020年2月一部修正），2020.（https://www.medsafe.or.jp/uploads/uploads/files/teigen-09.pdf）［2021.11.5確認］
7）磯川悦子，小市佳代子：靴着用の促進活動による転倒予防の強化，日本医療マネジメント学会雑誌，14（suppl），p.389，2013.

医療安全管理者への処方せん ┃ **「転倒・転落」を防ぐために**

- ☑ アセスメントシートは定期的に見直していますか
- ☑ 離床センサーの選択基準はありますか
- ☑ 転倒・転落後の初期対応に頭部CT撮影のガイドラインは含まれていますか
- ☑ 入院時評価はリハビリ部門と協働して行っていますか
- ☑ 入院時のパンフレットには患者参加による転倒・転落防止について記載されていますか

7 患者誤認

患者誤認の防止のために、いろいろな対策をとっていますが、いまだに患者誤認のインシデントが、院内のさまざまな部門、部署で発生しています。患者確認を徹底するにはどうしたらよいでしょうか？

Check Point フルネーム確認　患者参加　PDA認証

　患者確認は、医療行為の最も基本的な行為です。本来、医療行為を行うべき患者とは異なる患者に実施してしまうと、どんなに優れた医療行為も意味がないだけでなく、大きな傷害をもたらす可能性があります。検査時に患者を取り違えると誤った治療が行われる恐れがあり、薬剤投与時に患者を取り違えれば、禁忌薬を投与してしまう恐れがあります。食事の配膳時の患者取り違えも、アレルギーや嚥下障害のある患者では、命に関わる事故となります。

　さらに、「外来で違う患者に検査結果を説明してしまった」「事務の窓口で他人に診察券を渡してしまった」などは、身体的な傷害にはつながらないまでも、個人情報を漏らしてしまうことになり、何より信頼を大きく損ないます。患者の協力も得て、確実に患者確認をしましょう。

コレだけは押さえたい基礎知識

「リストバンド」普及のきっかけを知っていますか?

　日本で医療安全の取り組みが注目されたきっかけとなったのは、1999（平成11）年に発生した手術患者の取り違え事故でした。手術室入室時に、肺を手術する患者と心臓を手術する患者を取り違え、術後にその誤りに気づいたという事故です。

　この事故では、ハッチウェイという患者移送装置を通して患者を手術室に受け渡す際に患者が誤認され、間違った手術室に運ばれてしまいました。患者と一緒に運ばれるべきカルテが患者とは別に受け渡されたことや、手術室の看護師がB氏に「Aさん」と違う名前を呼びかけたにもかかわらず、B氏が返事をしたことから、別の看護師がB氏をA氏と思い込み、B氏をA氏の手術室に運んでしまいました。

　そして、残ったA氏がB氏の手術室に運ばれ、肺の手術と心臓の手術がそれぞれ違う患者に行われてしまったのです。途中で「患者が違うのではないか」と疑問に思った医療者がいたにもかかわらず、確実に確認できる方法がなく、そのまま手術が行われてしまいました。

　当時は、日本で手術患者に「リストバンド[*1]」（ネームバンドまたは患者識別バンド）を使用している病院はほとんどありませんでした。しかし、この手術患者取り違え事故が報道や報告書の公開によって広く知られたことをきっかけに、患者誤認の危険性の認識が高まりました。

　そして、「患者の身体から離れないもの」で「患者の名前を確実に示すもの」の必要性が認識され、全国の病院で、患者認識用の「リストバンド」の導入が進みました。

患者確認は世界中の病院の共通テーマ

　患者誤認は全国で繰り返し発生しています。日本医療機能評価機構の医療事故情報収集等事業からは、輸血、内服薬の与薬、電子カルテ使用時などの各場面の患者誤認について「医療安全情報」が出され注意喚起が行われています。しかし、「医療安全情報」発信後も類似・再発の患者誤認事例が繰り返し報告されていると指摘されています[1]。

　患者誤認は、日本だけの問題ではありません。米国の医療機関の第三者評価活動を行っているジョイントコミッション（The Joint Commission）は毎年「National Patient Safety Goals」（患者安全の目標）[*2]を示していますが、その1番目に「患者確認の正確性を改善す

[*1]　リストバンドとは、樹脂性の腕輪で、氏名、血液型、ID番号、生年月日、あるいは患者情報のバーコードなどが印字（手書き）され、患者に装着してもらうもの。記入する情報は病院によって異なる。一度装着したら、ハサミで切らなければ外せないようになっている。

[*2]　2021 National Patient Safety Goals：https://www.jointcommission.org/standards/national-patient-safety-goals/［2021.11.5確認］

る」ことが挙げられています。患者の誤認が大きなリスクであることが内外で認識されているものの、その防止はまだ達成できていないと言えます。

「患者誤認」の発生要因

"何によって"患者を確認するかが決められていない

前述の手術患者取り違え事故が起きた当時は、手術においてはカルテが患者確認手段と考えられていました。しかし、カルテは患者と離れてしまう恐れがあるため、有効とは言えません。また、事故後、「術前に診察したり訪問したりして患者をよく知っておけば患者誤認が起こらない」という議論もありましたが、病室にいたときと手術室入室時では、患者の容貌が変わっていることがあるので確実とは言えませんし、個人の記憶に頼ることも危険です。

確認が必要な場面ごとに、正しい情報が記載されているものは何か、その情報は読みやすく記載されているか、確認する場所で確実に使用できるかが検討され、ルールとして決められていない可能性があります。

患者の"何を"確認するかが定められていない

地域によっては同姓の患者が多く、同姓同名も少なくないため、氏名が一致しただけでは不十分な場合もあります。前述の「National Patient Safety Goals」では、患者確認には、「氏名と生年月日」「氏名とID番号」というように、2つ以上の識別子を用いるように勧めています。なお、患者が病室を移る可能性を考え、部屋番号を確認に用いてはいけないと警告しています。

2ステップの確認が必要であることが理解されていない

患者を確実に確認するために必要な手順として、①患者が本人であることの確認、②患者に行う医療行為等の患者情報が、患者自身と一致しているかどうか照合、の2ステップが必要となります[2]。

目の前の患者がAさんであることを確認しても、手元に持っていた別の患者用の血液製剤や薬剤を投与してしまったり[3]、別の患者に予定された検査を実施してしまったりするインシデントが発生することがあります。まず、患者がAさんであることを確認したら、次に、血液製剤（薬剤）に記載された氏名や、検査指示が書かれた書類の氏名などの情報がそれと一致しているかを確認することが必要です。

呼びかけだけで、確認したつもりになっている

医療者が「○○さん」と呼びかけて、患者が「ハイ」と返事することは単なる "呼び出し" であり、"患者確認" ではありません。患者が名前を呼ばれて診察室、検査室、処置室や窓口に来ても、改めて患者確認をする必要があります。

リストバンドが適切に使われていない

リストバンドによる確認が決められている場面でも、リストバンドで確認していないことがあります。また、浮腫がある、皮膚に疾患があるなどの理由でリストバンドを装着していなかったり、手術時にリストバンドを切った後に再装着する手順が決まっていないため、装着されないままになっていたりすることがあります。

あるいは、外されたリストバンドを点滴スタンドなどに貼り付けて、それを確認に使っている現場を見かけることもあります。この使い方は、リストバンドが本来、「患者の身体から離れない」ことを目的に導入されたことを考えると、不適切な使い方と言わざるを得ません。

印字されたバーコードをPDA（携帯情報端末）で読み取る（認証する）ことで、患者確認と同時に輸血や点滴投与などの実施記録もできるリストバンドを導入している場合でも、その認証手続きを省略して、インシデントが発生することがあります。

「患者誤認なんて、そう起こるものではない」「よく知っている患者だから大丈夫」と楽観的に考えているのかもしれません。また、多忙なために少しでも時間を節約したいと考えてしまうのかもしれません。「患者確認をすべき場面が非常に多いので、その度に患者を煩わせることに抵抗感がある」「夜間せっかく眠っている患者を起こすのは気の毒」という患者への配慮の気持ちが働くこともあります。

しかし、いったん患者誤認が生じた場合の影響の大きさと、確認作業の励行が患者誤認の確実な防止法であることを考えると、多少の困難はあっても確認の省略は見逃すわけにはいきません。

患者確認の手順が「作業」になってしまっている

近年、患者誤認防止のための取り組みが進み、患者に名乗ってもらう、PDAで認証するなどの手順で患者確認が行われている病院も増えてきました。それは歓迎すべきことですが、慣れてくると、その意味を考えずに形だけ実行したり、照合できていないことを軽視したりしてしまうことがあります。

例えば、せっかく患者に名乗ってもらったのに、その名前が手元の情報と一致していないことに気づかず処置や検査を行ってしまっては、患者確認の意味がありません。

また、PDA認証による患者確認では、認証時に「エラー（不一致）」と表示されたにもかかわらず、「指示が違っているからだろう」「機械の故障だろう」などと解釈して投与をしてしまうことがあります。ほかにも、PDA認証が実施の記録を兼ねていることから、本来、薬剤の投与直前にすべき認証を投与後にまとめて実施したり、ベッドサイドに行く前にスタッフステーションで認証作業をしてしまい、別の患者に薬剤を持っていって投与してしまったりといったインシデントも報告されています[4]。

　つまり患者に名乗ってもらうことや、PDA認証すること自体が、作業として目的化してしまい、患者確認という本来の目的が忘れられてしまうことがあるのです。

よりよい実践に向けた医療安全対策の実際

　患者誤認防止の対策は、
＊患者確認方法のルールを病院全体で決める
＊すべての職員が徹底して守る
という非常にシンプルなことを地道に行うことに尽きると言えます。

　患者確認をすべき場面は、医療現場のあらゆる場所、あらゆる時間に発生し、またすべての業務に関わるので、一部の職種や部署でルールをつくって守っても、事故を防ぐことは困難です。医療職でない職員、嘱託職員や委託会社のスタッフも含めて、共通認識をもち、ルールを遵守することが必要です。さらに、対象の患者に理解と協力を求めることも必要となります。

対策① ▶ 患者確認ルールを病院全体で明文化する

▶ 場面ごとに、具体的な確認方法を決める

　病院によっては、マニュアルが「確実に患者確認をする」というように漠然とした表現になっていることがありますが、それでは確認方法が個人任せになりがちです。例えば、診察券の受け渡し場面、採血場面、外来診察場面など、場面ごとの確認方法を決めて明文化することが必要です。表1は、患者確認ルールの例です。患者の意識があってコミュニケーションが可能な場合と、そうでない場合とに分けて、場面ごとにその方法や患者にかける言葉も具体的に示しています。

　医療の質・安全学会（ネットワーク会議）では、現場の医療者の意見交換を経て、輸血実施、病理生検、手術、内服薬与薬の各場面の患者の取り違え予防のための具体的な手順書例をまとめているので、皆さんの病院のルール作成の参考としてください[5]。

　なお、入院患者については、リストバンドを有効に使うことが基本的な考え方ですが、

表1｜患者確認ルールの例

コミュニケーション可能な患者の場合		
外来	診察、処置時	1）「確認のため、フルネーム（お名前）をおっしゃってください」と呼びかける。 2）患者にフルネームを言ってもらい、診療録または指示書の氏名と照合する。
	診察券の返却時	1）「確認のため、フルネーム（お名前）をおっしゃってください」と呼びかける。 2）患者にフルネームを言ってもらい、診察券の氏名と照合する。 3）診察券を手渡す際、「ご自分のものか、お名前と生年月日をご確認ください」と声をかけて確認してもらう。
入院	点滴および注射時	1）リストバンドを見せてもらい、注射せんの氏名と照合する。 2）（看護師が）点滴（注射）のラベルと注射せんの氏名を並べて照合する。 3）点滴（注射器）に貼られたラベルを患者に見せ、「一緒にラベルの名前を確認してください。○○○○さん。よろしいですか?」と声をかけて、確認してもらう。
	採血時	1）検体容器のラベルの氏名を患者の前で読み上げる。 2）検体容器のラベルの氏名とリストバンドを照合する。 ※患者が細かい文字を読めるときは患者にラベルの氏名を見せて確認してもらう。 ※他の患者の検体容器を一緒にベッドサイドに持参しない。
コミュニケーションが困難な患者の場合		
外来	診察、処置時	1）家族に「確認のため、患者さんのフルネーム（お名前）をおっしゃってください」と呼びかける。 2）家族にフルネームを言ってもらい、診療録または指示書の氏名と照合する。
入院	点滴および注射時	1）（看護師が）リストバンドと注射せんの氏名を照合する。 2）（看護師が）点滴（注射）のラベルと注射せんの氏名を並べて照合する。 ※家族がそばにいるときは、家族にラベルの氏名を確認してもらう。

☆入院患者にリストバンドを使用し、点滴、注射、検体容器に印字されたラベルが貼付されているシステムの場合の患者確認ルールの一例
☆場面ごとに、その方法や患者にかける言葉も具体的に示すことが大切

外来診察場面では、診察券を確認ツールの基本と考えてルール化します。例えば、診察券を顔写真入りで作成する取り組みを始めた病院があります。また、患者の身体から診察券が離れないように、診察券をストラップつきのホルダーに入れて首からかけてもらう方法を採る病院や、外来化学療法をする患者を対象に、当日の治療が終了するまでリストバンドをつけてもらう病院もあります。

　手術中にリストバンドを切って外したときに、誰が、どこで再装着するのかを、ルール化しておく必要もあります。ある病院では、手術中にリストバンドを切った場合は、その場で診療録をもとに新しいリストバンドに氏名を手書きし、麻酔科医と看護師が確認します。そして、手術室から病室に戻るときに、そのリストバンドを手術室と病室の看護師が2人で確認して患者に装着するというルールを決めています。

　もし医事課や病棟などでリストバンドを再発行するシステムになっていて新しいリストバンドが届くまでに時間がかかる場合は、病棟に戻ってから装着することが現実的かもしれません。いずれにしても、それぞれの病院のリストバンド発行方法に合わせて、再装着の具体的な方法をあらかじめ決めておくことが大切です。

Good Practice

フルネームだけでなく、生年月日も患者さんに言ってもらっています！

栗原市立栗原中央病院（宮城県）

栗原市立栗原中央病院では、外来・入院を問わず、すべての確認場面で患者にフルネームを言ってもらう取り組みを2006（平成18）年から続けています。また、この地域は同姓の人が多く、同姓同名の取り違えの可能性もあることから、2008（平成20）年度からは生年月日も併せて言ってもらうことにしています。

例えば、外来診察では、各診察室のドアに「診察室に入りましたら、医師にフルネームと生年月日をお伝えください」というポスターを貼り、医師が患者一人ひとりに「フルネームと生年月日をおっしゃってください」と声をかけています。声かけは、非常勤の医師の協力も得て徹底しています。

また、入院患者にも同様に確認を依頼しています。当初は、なぜ毎回言わなくてはならないのかと、退院アンケートに書いたり不満を漏らしたりする患者もいましたが、「安全のためにお願いします」と根気よく説明することで患者も慣れ、診察室に入ると医師から尋ねられなくてもフルネームと生年月日を告げる患者が多くなりました。

◤明文化の必要性を、職員に理解してもらう

職員のなかから、「患者を確実に確認できればいいのであり、方法までルール（マニュアル）化する必要があるのか」という声が上がるかもしれません。しかし、これまでも、決して患者確認をしなかったわけではなく、各自が自分なりの方法で患者確認を行っていたにもかかわらず患者誤認が発生してきたことを考えると、従来の方法の踏襲では不十分です。インシデントが多く発生していることを示すデータやインシデントの具体的内容などを示しながら、明文化の必要性を理解してもらう必要があります。

対策②▶患者確認ルールを周知し、遵守を徹底させる

「フルネームで確認」「患者に氏名を言ってもらって確認」などのルールをつくり、すべてのスタッフに周知し、それをすべての場面で遵守するように働きかけることが必要です（Good Practice参照）。

これまで、上記のようなルールが決まっていても、現場では必ずしも守られないことがあり、事故やインシデントにつながっていました。患者確認方法のルールを遵守するよう職員に徹底させるには、確認ルールの遵守状況をモニターすることが必要です。

Good Practice

看護補助者の患者確認徹底に取り組みました

富士宮市立病院（静岡県）

富士宮市立病院では、看護補助者による移送や配膳時に、患者誤認のインシデントが発生していました。そこで2012（平成24）年から、研修時に患者誤認のリスクを認識してもらう講義や、事例分析を通して防止対策を話し合うグループワークなどの取り組みを実施しています。

そのなかで、リストバンドの文字が小さかったり、装着の向きがバラバラだったりで読みにくく困っていたことを始め、患者確認の課題がわかり、病院として改善が行われました。また、活用が不十分だった「呼び出しメモ」（p.101参照）の使用の徹底を行い、その結果、病院全体として患者移送に関わる間違いを大幅に減らすことができました。

さらに、現場の看護補助者からも、1日3回の配膳時に患者自身に名乗ってもらい確認することが提案され、実施されるようになりました。

このように患者確認は職種や業務内容にかかわらず、すべての職員による徹底が必要です。

「患者にリストバンドを見せてもらって確認」「患者にフルネームを言ってもらって確認」などの徹底に取り組んでいるある病院では、職員と患者・家族の両方に定期的にアンケートを実施し、ルールどおりに必ず確認して（されて）いるかを調査し、職員にフィードバックしています[6]。

フルネームで患者を確認する必要性を職員に理解してもらうために、同姓や類似の姓の患者が、病院のリストにどのくらい登録されているかを具体的に示すのもよい方法です。

慣れてくると、患者確認が流れ作業のように行われてしまうことがあります。わかりきったことのようでも、患者確認の重要性を折に触れて意識することが重要です。看護師の院内研修で年に1回程度、患者確認の実技を行っている病院もあります。すべての看護師を対象に、3人1組で患者役、看護師役、観察役となって患者確認場面をロールプレイし、それを安全管理教育の担当者に報告してもらっているそうです。これは、ともすれば自己流となりがちな患者確認方法を再確認し、患者確認の重要性を再認識してもらう工夫として注目されます。

また、リストバンドを患者確認に活用しなければ、リストバンドのコストも無駄になります。職員がリストバンドの意義を意識できるよう、日本の医療現場でリストバンドがいつからどういうきっかけで導入されたのか、時々思い起こしてもらうことも必要でしょう。

資料1 フルネームを名乗るよう呼びかける患者向けポスター

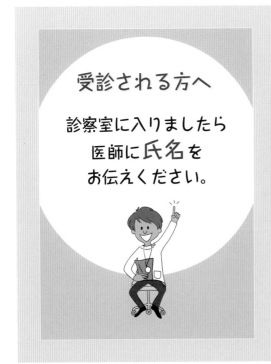

外来のすべての診察室のドアや入り口近くの壁に掲示して、フルネームを言うことを患者さんに意識してもらいましょう。

受診される方へ

診察室に入りましたら
医師に**氏名**を
お伝えください。

[医療安全管理者サポートツール]
詳細はp.165参照

対策③▶患者の協力を得る

　これまで患者は、医療現場で患者の取り違えが起こる可能性があるとは思っていませんでした。そのため、入院案内やポスターなど（資料1）を活用して、患者確認の必要性や患者確認方法のルールを理解してもらうことが重要です（耳より関連情報参照）。

　また、近年、院内放送を利用して外来患者や入院患者に患者確認への協力を呼びかける取り組みを行っている病院もあります。患者や家族への協力を得るには、現場の医療者が直接依頼することも含めて、さまざまな方法を用いて継続的に依頼することが必要です。

　そのほかにも前述のように、ルールどおりの確認がどの程度行われているかを患者にアンケートをして尋ねることも、患者と医療者の双方の意識を高めるうえで有効でしょう。米国のある病院では、定期的な院内ラウンドを行う際に、少なくとも1人の患者に「職員はあなたのリストバンドを確認しましたか」というようにインタビューをして、安全について話し合うことになっているそうです[7]。日本の病院でも同様の取り組みを行っている病院があります。多くの病院で行われている患者満足度調査や退院後のアンケートなどに、患者確認の実施状況を尋ねる項目を加える方法も考えられます

　皆さんの病院でも、患者の協力を得ることによって、患者確認をより確実にスムーズに実施することができます。

耳より関連情報

医療安全全国共同行動のWEBサイトを要チェック！

　2008（平成20）年に開始された医療安全全国共同行動では、行動目標8 として「患者・市民の医療参加」を挙げています。そのなかで、目標達成の効果が期待され、また医療機関での取り組みが可能な対策の一つとして、「患者と医療者の協働によるフルネーム確認」が推奨されています。

　医療安全全国共同行動のWEBサイトでは、患者確認に使えるポスターが提供されています。

※医療安全全国共同行動WEBサイト「フルネーム確認のお願い」

　http://kyodokodo.jp/kanjya_shimin/namaekakunin/

※「フルネーム確認推進ポスター（患者さん向け）」ダウンロード

　http://kyodokodo.jp/wp/wp-content/uploads/2016/06/be25257aef653fe5bbff6f802d924bb6.pdf

URL［2021.11.5確認］

〈引用文献〉
1）日本医療機能評価機構：医療事故情報収集等事業「医療安全情報の再発・類似事例の報告件数 」（https://www.med-safe.jp/contents/info/）［2021.11.5確認］
2）医療の質・安全学会ネットワーク委員会医療安全管理者ネットワーク会議：患者確認に関する方針・手順, 医療の質・安全学会誌, 14 （3）, p.377-416, 2019.
3）日本医療機能評価機構：誤った患者への輸血, 医療安全情報, No.11,2007.（https://www.med-safe.jp/pdf/med-safe_11.pdf）［2021.11.5確認］
4）日本医療機能評価機構：誤った患者への輸血（第2報）, 医療安全情報No.110, 2016.（https://www.med-safe.jp/pdf/med-safe_110.pdf）［2021.11.5確認］
5）前掲2）
6）山室美恵子：患者アンケートより医療者の確認行動の経年変化を評価する, 医療の質・安全学会誌, 第2巻増補号, p.128, 2007.
7）パトリス L. スパス：患者と減らそう医療ミス　患者は安全パートナー, 長谷川友紀監訳, エルゼビア・ジャパン, p.188, 2005.

医療安全管理者への処方せん　　　　**「患者誤認」を防ぐために**

☑ 患者確認ルールを明文化し、職種や雇用形態にかかわらず全スタッフに周知しましょう

☑ 患者確認ルールの遵守状況を部署・部門ごと、場面ごとに定期的に調査し、フィードバックしましょう

☑ 患者に患者確認の重要性を伝えて協力を得ましょう

8 アラーム事故

病棟によっては、心電図モニターが多くの患者さんに使われ、頻繁に
アラームが鳴り、対応に追われています。また夜間は「眠れない」と
いう他の患者の苦情からアラームの音量を絞っています。これらのこ
とが重なり、アラーム音の聞き逃しや、患者の処置の遅れなどによる
重大事故が発生したとの報道もあり不安です。

Check Point テクニカルアラーム　馴化（じゅんか）　設定の見直し

　心電図モニターや血中酸素濃度モニターのような生体情報モニターが装着されている患
者は、もともと重症であることが多く、これら生体情報モニターのアラームは命綱とも言
うべきものです。

　近年は、集中治療室のように医療者が常に患者の状態に目を配っている場所だけでなく、
一般病棟にも生体情報モニターによる監視が必要な患者が入院しています。一般病棟では、
他の患者に配慮してアラーム音量を絞ることもあり、アラームへの対応の遅れが事故につ
ながるケースは少なくありません。アラームが適正に機能する体制・環境にあるかを多角
的にチェックすることが必要です[1]。

　ここでは特に、一般病棟で心電図モニターをセントラルモニターで管理している場合の
アラームへの対応遅れについて取り上げます。

コレだけは押さえたい基礎知識

重大事故につながるアラーム対応の遅れ

『医療用具の警報装置の現状と問題点の調査研究』に関する調査・研究班は、医療関係者（看護師、医師、臨床工学技士）にアンケート調査[*1]を行い、約1,000人から回答を得た結果、約16%が警報装置に関する重大事故を経験し、「モニターが警報を発しているのに看護師が気づかなかった」「心停止状態になったとき警報が鳴らなかった（ような気がする）」などの事例を報告しています[2]。

一般病棟で使用している心電図モニターのアラームに関するインシデントや事故も多く報告されています。心電図モニターは、常に監視の必要な状態にある患者に用いられるものですから、アラームへの対応遅れは、患者の死亡などの重大事故につながる恐れがあります。

対応する人間側の要因が大きい

米国の医療研究品質局（Agency for Healthcare Research and Quality：AHRQ[*2]）による報告書では、米国でも、現在の警報システムは「警報音に気づきにくい」「誤作動（偽陽性）警報が起こる」などの問題点があることが指摘されています[3]。誤作動が頻繁に起こると、いわゆる"オオカミ少年状態"となり、アラームに気づいても「また誤作動だろう」と思い、適切な対応をしなくなります。

また、日本で2000（平成12）年から2005（平成17）年までに報道された看護職が関与した医療事故のうち、アラームに関する記載があったものについて事故の背景を分析したところ、①機器の管理、②アラームの設定（閾値、音量）、③アラーム感知のできる環境、④アラーム鳴動時の対応、のすべてが適切（正確）に行われて初めてアラームが適切（効果的）に機能することがわかったと報告されています[4]。

アラームに関連する事故が、機械側の要因、つまり機器の異常でアラームが鳴らなかったために発生する可能性も皆無ではありません。しかし、アラームが関わる多くの事故では、対応する人間側の要因が大きいと考えられます。

[*1] 本アンケート調査では、心電図モニター以外のアラーム事故も報告されている。例えば人工呼吸器では、処置や点検時にアラームをオフにした後でオンにし忘れ、呼吸回路が外れたことに気づくのが遅れた事例などが挙げられている。本稿は、心電図モニターに焦点を当てたが、人工呼吸器を始めとしたそのほかの医療機器に関するアラーム事故にも注意されたい。
[*2] Agency for Healthcare Research and Quality（https://www.ahrq.gov/）［2021.11.5確認］

「アラーム事故」（対応遅れ）の発生要因

アラーム設定が不適切

▶閾値

　心電図モニターのアラームの閾値の設定が不適切であるため、機器や患者に異常が生じているにもかかわらずアラームが鳴らないことや、逆に少しの異常でも検知してしまい偽アラーム（いわゆる「無駄鳴り」）が頻繁に鳴ってしまうことがあります。

　必要時に適切にアラームが作動するためには、アラームの閾値は患者ごとに、しかも容態の変化に応じて、細やかに調整することが必要です。担当医による適時の指示が求められますが、この指示が必ずしも行われず、閾値の設定が病棟で一律であったり、当初に設定された閾値が変更されずに使われていたりする現場もあるようです。

▶音量

　一般病棟では、特に夜間などに他の患者に配慮してアラームの音量を絞っていることがあります。また、意識して聞けば聞こえる音量では、他の音が鳴っているときや、ほかのことに集中しているときには聞き逃す恐れがあります。特に夜間で勤務者の少ない場合、ナースステーションから離れた病室でケアをしている看護師でも気づくことのできる音量でないと聞き逃すことになります。

アラームが聞こえにくい

　アラームはいつ鳴るかわかりません。前項で述べた「音量」とも関係がありますが、病棟の端にいても聞こえなければ、アラームの役割は果たされていないことになります。

　また、1種類でなく複数の機器にアラームがついていて、さまざまなアラームが鳴っていることがあります。ナースステーションにセントラルモニターが設置されている場合は、電話やナースコールの呼び出し音、自走台車[*3]の到着を知らせる音なども、その近くで同時に鳴ることがあります。多種多様の音が鳴る環境ではアラームの音が他の音で覆われ（マスキングされ）、気づきにくくなります。

---

*3　自走台車とは、カルテ、薬剤、検体などを運ぶためにコンピュータ制御でレール上を動く箱型搬送機。

「念のために」つけている

　心電図モニターが、「念のために」と考えて装着されていたり、患者の症状が安定しても外すことが検討されないまま継続して装着されていたりすることがあります。このような場合、看護師はアラームが鳴っても患者の容態に変化が起きていると考えず、アラームに注意を向けなかったり、対応が遅れたりする恐れがあります。

テクニカルアラームの頻発

　テクニカルアラームとは、医療者がすぐに対処すべき異常が患者にないにもかかわらず、機器側の異常によって作動するアラームのことを言います。患者の移動による受信不良のほか、電極が皮膚から外れた場合の電極異常、送信機の電池が少なくなったときなどに発せられるアラームです。テクニカルアラームは機器を適切な状態で使用するために必要な警告を発してくれるものですが、テクニカルアラームが頻発すると、スタッフがアラームに注意を向けにくくなります。2015（平成27）年には、日本医療機能評価機構の患者安全推進協議会から、「テクニカルアラームを減らそう」という提言が出されています[5]。

　セントラルモニターの送信機の電池切れによって、生体情報が発せられず、患者の状態変化に気づくのが遅れた事例も複数報告されています。電池の残量が少なくなった時点で「ボーン」というアラーム音が発せられていたはずですが、誰もそれに気づかなかったということです[6]。

患者が移動している場合の対処が不十分

　患者が検査や入浴などで心電図モニターを外したまま病室を離れると、セントラルモニターのアラーム（テクニカルアラーム）が鳴り続けてしまいます。本来は「一時退室機能」を用いてアラームが鳴らないようにする必要がありますが、短時間だからと、つい「一時退室機能」を使わずに、鳴らしっぱなしにしてしまうこともあります。このようなテクニカルアラームが多いと、「また○○で鳴っているのだろう」と解釈してアラームへの対応が遅れる可能性があります。

　また、無線で測定データを送る小型の心電図モニターを患者がつけている場合は、患者が電波の届かない場所に移動する度に「受信不良」のアラームが鳴るため、同様に対応の遅れが起こる恐れがあります。実際、アラームが鳴っていることに気づいていたにもかかわらず、「いつものようにインターネットのコーナーに行っているためだろう」と判断して患者を探さず、患者の急変への対応が遅れた事故が発生しています[*4]。

＊4　2004年7月23日報道（共同通信）

アラームが鳴っている状態への慣れ

学習心理学では、ある刺激が繰り返し呈示されることによって、その刺激への注意や反応が弱くなることを馴化（habituation）と呼んでいます。例えば、初めは気になっていた騒音も慣れると平気になってしまうという現象はしばしば経験されるもので、アラーム音への反応にも馴化が生じます。

ナースステーションで常に何らかのアラームが鳴っているという環境にいると、アラームが鳴っていることに慣れてしまい、アラームへの反応が敏感ではなくなる可能性があります。

スタッフ不足

重症患者や心電図モニター装着患者が多数入院している場合、また夜間のように対応できるスタッフが限られているときは、アラームに気づいていたにもかかわらず、他の患者への対応で手が離せず、ベッドサイドに行くことが遅れてしまうことがあります。

「誰かが対応しているはず」という思い込み

医療現場では音声によるアラームが多く用いられています。音声アラームは、視覚的アラーム（例えば画面の色の変化やランプの点滅）と異なり、いつでも誰もが聞くことができます。そのため、「誰かが聞いて対応してくれただろう」という心理が生じがちであることが指摘されています[7]。

人は、自分以外にも助ける人がいる場面では「責任の分散」が生じてしまうという心理メカニズムがあり、心理学では「傍観者効果」と呼ばれています。

よりよい実践に向けた医療安全対策の実際

対策① ▶ 機器・アラームの構造や操作を正確に理解して取り扱う

機器の保守点検は専門職員（臨床工学技士）によって定期的に行われていると思われますが、使用する現場のスタッフも、機器本体およびアラームの構造や操作について、正確な知識をもつことがアラームに適切に対応するために必要です。臨床工学技士や機器メーカーなどの協力を得て、実際に使っている機器を用いて、実習型の研修を実施しましょう。

ある病院の循環器病棟では、看護師全員を対象に、医療安全管理者と臨床工学技士によるモニターアラームに関する講義を実施したうえで、装着基準の見直しや設定値について

Good Practice

モニター・アラーム・コントロールチームを設置！

横浜市立脳卒中・神経脊椎センター（神奈川県）

　横浜市立脳卒中・神経脊椎センターでは、アラームへの対応が遅れた事故の再発防止策の一つとして、「モニター・アラーム・コントロールチーム」（MACチーム）を2007（平成19）年に設置しました。

　MACチームは、医師、看護師、臨床工学技士、医療安全管理者で構成され、週1回、定期的に病棟を巡回して、モニター・アラームが適正に活用されているかを確認しています。そして、モニター使用の目的が不明確な場合や、個々の患者の病態に合ったアラーム設定などについて、病棟巡回の結果をもとにチームと主治医、看護師で話し合っています。その結果、医師と看護師の間でモニター装着の目的を共有でき、無駄鳴りも減らすことができました。

　MACチームはその後、他の病院でも導入されています[9]。

の看護師と医師とのカンファレンスも併せて行ったところ、テクニカルアラームを大幅に減らすことができたとのことです[8]。

　電池切れによる事故を防ぐためには、電池残量が少ないときのモニターの表示について知っておくことのほか、電池切れにならないように定期的に電池を交換するといった対策が必要です。

対策②▶定期的にアラームの設定を見直す

　看護師は、モニターが異常を検知しにくいと感じたり、逆にアラームの無駄鳴りが多いと気になったりした場合は、医師や臨床工学技士に相談し、閾値が適切に設定されるように働きかけましょう。また、心電図モニターが、患者の状態に合わせて適切に着脱されるように、医師、看護師、臨床工学技士などのチームで、意見を交換しましょう（Good Practice参照）。このような対策を行うことで、看護師はモニターをつけている患者に意識を向けやすくなり、アラームにも敏感になることができます。

対策③▶さまざまな状況下で聞こえ具合を確認し、ルールを決める

　病棟の端の病室でも、騒音のあるなかでも、アラームが聞こえる音量に設定されているかを、実際に確認することが必要です。また、聞こえにくいと感じることはないか、聞き逃しそうになったことはないかなど、スタッフにアンケートを採ってみる方法もあります。

このようなアンケートは、現場のスタッフのアラームに対する意識を高めることにも役立ちます。また、現場のスタッフの判断だけで音量を勝手に絞らないというルールを決めましょう。

対策④▶患者に理解と協力を求める

患者からの「うるさい」という苦情に対応してアラームの音量を絞るケースが少なくありません。患者はいつまでも鳴り続けるアラーム音が特に気にかかるものです。まずは無駄鳴りをできるだけ減らすことが重要です。そのうえで、患者には「アラームが命綱である」ことを理解してもらい、協力を得ます。入院案内にアラーム音への理解を求める一文を入れている病院もあります。

対策⑤▶「一時退室機能」の使用を励行する

患者が検査や入浴、リハビリテーションなどで病室から離れる場合、アラームが鳴りっぱなしにならないように、必ず「一時退室機能」を使用することを習慣化するよう、スタッフに働きかけます。

ただし、多忙な現場では、呼びかけるだけでは行動を変えてもらいにくいかもしれません。医療安全管理者が一定時間病棟にいて、無意味なアラーム（アラームは鳴っているが、看護師が対応しないアラーム）がどの程度あるかというデータを収集し、その結果を現場にフィードバックするのも一つの方法です。

対策⑥▶音だけに頼らずモニター画面も確認することを習慣化する

ナースステーションのセントラルモニターの画面を時々チェックすることで、早めに患者の容態の変化に気づく可能性があります。各自がモニター画面に意識を向けることを習慣化しましょう。ある病院では、セントラルモニターがナースステーションの出入り口近くに設置されており、ナースステーションへの出入り時に画面を見るように看護師を指導しています。

対策⑦▶アラームに責任をもって対応しやすい仕組みの導入を検討する

心電図モニターのアラームを、看護師が携帯する院内PHSなどに連動させるシステムを採用している病院もあります。アラームが作動すると、連動させたPHSに通知が届く仕組みです。PHSを持つ特定の看護師に情報が伝わることで、聞き逃しや、「誰かが対応しただろう」という思い込みが発生しにくくなります。

Good Practice

循環器病棟での「心電図モニター観察業務」の導入

自治医科大学附属病院（栃木県）

　自治医科大学附属病院では、循環器病棟で心電図モニターの「電極外れアラーム」への対応が迅速に行われず早期対応ができなかった事例を経験し、心電図モニター波形を十分に観察できていない現状があることがわかりました。そこでアラーム音に対する責任の所在を明らかにするために、2017（平成29）年11月から、同病棟で、日勤帯に30分交替でスタッフステーションのモニター画面の前に「モニター観察中」と明記した「タスキ」を付けた看護師を配置することとしました。

　当初はスタッフに業務量が増えるという抵抗感がありましたが、実際には責任をもってモニターを見てくれるスタッフがいることで安心感が生まれ、業務に集中できるようになったほか、テクニカルアラームの減少や、不整脈の早期発見につながった事例もみられたとのことです。

　別のある病院の循環器病棟では、日勤中、看護師が当番制でモニター前に交替で着席し、モニターを観察する取り組みを行っています[10]（Good Practice参照）。

　アラームに責任をもって対応できるよう病院・病棟の状況に適した取り組みを検討しましょう。

〈引用文献〉
1) 日本看護協会事業開発部：一般病棟における心電図モニタの安全使用確認ガイド，2012．（https://www.nurse.or.jp/home/publication/pdf/fukyukeihatsu/shindenzu_guide.pdf）［2021.11.5確認］
2) 平成13〜14年度厚生労働科学研究『医療用具の警報装置の現状と問題点の調査研究』に関する調査・研究班編：医療機器使用者のための警報装置（アラーム）ガイドライン第1版．2003.
3) Agency for Healthcare Research and Quality：医療安全のエビデンス　患者を守る実践方策，今中雄一監訳，医学書院，p.335-338, 2005.
4) 佐々木久美子：困っていませんか？　アラームへの対応-関連事故事例から，ナーシング・トゥデイ，21（7），p.34-36, 2006.
5) 日本医療機能評価機構認定病院患者安全推進協議会検査・処置・手術安全部会：生体情報モニターのアラームに関連する医療事故防止について，2015．（https://www.psp-jq.jcqhc.or.jp/post/proposal/134）［2021.11.5確認］
6) 日本医療機能評価機構：セントラルモニタの送信機の電池切れ，医療安全情報，No.95, 2014.（https://www.med-safe.jp/pdf/med-safe_95.pdf）［2021.11.5確認］
7) 垣本由紀子，河野龍太郎，篠原一彦ほか：医療事故における操作ミスをなくすために〜マン・マシンインタフェースとヒューマンエラー（厚生科学研究費補助金医療技術評価総合研究事業平成14年度総括・分担研究報告書看護業務改善による事故防止に関する学術的研究〜エラー防止および医療チーム研修の導入の効果［主任研究者：松尾太加志]），p.19-31, 2003.
8) 芳賀ひろみ，大崎千恵子：心電図モニターのテクニカルアラーム低減による医療安全への取り組み，昭和学士会誌，79（5），p.676-682, 2019.
9) 富永あや子，冨田晴樹，石田岳史：チームで取り組む心電図モニタの安全管理，医療の質・安全学誌，第8巻増補号，p.299, 2013.
10) 依田久子 他：「心電図モニターアラーム観察業務」開始によるモニターアラームへの対応及び業務改善への効果，医療の質・安全学会誌，第14巻抄録号，p.438, 2019.

医療安全管理者への処方せん　「アラーム事故」を防ぐために

- ☑ 機器とアラームの構造や操作について正確に理解して対応しましょう
- ☑ 定期的にアラームの設定を見直しましょう
- ☑ さまざまな状況下で聞こえ具合を確認し、ルールを決めましょう
- ☑ 患者に理解と協力を求めましょう
- ☑ 「一時退室機能」の使用を励行しましょう
- ☑ 音だけに頼らずモニター画面も確認することを習慣化しましょう
- ☑ PHSに知らせるシステムの導入・運用なども検討しましょう

9 個人情報の取扱いに関する混乱

医療安全管理者のお悩み

外来で患者氏名を呼び出したり、病室の入り口に患者氏名を掲示したりしていますが、これらは、個人情報の漏洩になるのでしょうか。日常診療場面での個人情報の取扱いについて注意することはありますか。

Check Point 個人情報　利用目的の特定と通知　安全管理措置　第三者提供

　個人情報の保護に関する法律（以下、個人情報保護法）は、2005（平成17）年4月に施行されました。その後、2015（平成27）年9月に改正個人情報保護法（以下、改正法）が公布、2016（平成29）年5月30日に全面施行されました[*1]。

　医療分野は、個人情報の性質や利用方法等から、法第6条の規定に基づく、特に適正な取扱いの厳格な実施を確保する必要のある分野の一つです。このことを踏まえ「医療・介護事業者等における個人情報の適切な取扱いのためのガイダンス」（以下、ガイダンス）が作成されており、医療機関等が行う個人情報の適正な取扱いの確保に関する活動を支援するための具体的な留意点や事例などが示されています[1]。

　医療現場では、個人情報、プライバシーに関する情報、その両方の性格をもつ情報など、取扱いに留意しなければならない情報を扱っているので、「個人情報保護の視点」「医療者としての守秘義務」「医療に携わる者としての倫理的配慮」のもと、適切に取り扱う必要があります。

　また、個人情報保護法は、個人情報の有用性に配慮しつつ、個人の権利利益を保護することを目的としています。

[*1] 個人情報の保護に関する独立した機関として、個人情報保護委員会（https://www.ppc.go.jp/）が新設された。

個人情報保護法では、医療を適切に実施していくために必要な個人情報の使用を制限しているものではありません。ここでは、個人情報を正しく理解し、日常診療場面での適切な個人情報の取扱いについて考えてみましょう。

コレだけは押さえたい基礎知識

「個人情報」とは

　個人情報とは、「生存する個人に関する情報」であって、次のいずれかに該当するものです（第2条第1項）。
　＊当該情報に含まれる氏名、生年月日その他の記述等により特定の個人を識別できるもの（他の情報と容易に照合することができ、それにより特定の個人を識別することができるものを含む）
　＊「個人識別符号」が含まれるもの
　「個人識別符号」とは、「身体の一部の特徴をデータ化した文字、番号、記号その他の符号」や「サービスの利用者や個人に発行される書類等に割り当てられた文字、番号、記号その他の符号」のうち、政令で個別に指定されたもので、改正法によって新たに設けられた用語です（第2条第2項、表1）。
　なお、診療録等の診療記録は、全体が患者個人に関する情報に該当すると考えられます。

「要配慮個人情報」とは

　「要配慮個人情報」とは、改正法により新たに設けられた用語で、「本人の人種、信条、社会的身分、病歴、犯罪の経歴、犯罪により害を被った事実その他本人に対する不当な差別、偏見その他の不利益が生じないよう特に配慮を要する」ものとして政令で定める個人情報です（第2条第3項）。これらの取得や第三者への提供は、原則として本人の同意が必要です。
　前述の条文に出てくる「病歴」とは、診療録等の診療記録に記載された病歴、すなわち、診療や調剤の過程で、患者の身体状況、病状、治療等について医療従事者が知り得た診療情報や調剤情報の事実を指します。

個人情報の利用目的の特定と通知

　医療機関で個人情報を取り扱うに当たっては、患者に適切な医療サービスを提供する目的のために、通常必要と考えられる個人情報の利用目的を特定し、その範囲内で利用しま

表1 | 個人識別符号の例

身体の一部の特徴をデータ化した文字・番号・記号・その他の符号	サービスの利用者や個人に発行される書類等に割り当てられた文字・番号・記号・その他の符号
・指紋認証データ ・顔認証データ ・DNAの解析結果　など	・国民健康保険被保険者番号 ・介護保険被保険者番号 ・運転免許証番号、旅券番号　など

表2 | 安全管理措置の具体例

①個人情報保護に関する規程の整備、公表
②個人情報保護推進のための組織体制等の整備（従業者の責任体制の明確化、管理者・監督者等を定めること、個人情報保護の推進を図るための委員会等の設置など）
③個人データの漏えい等の問題が発生した場合等における報告連絡体制の整備
④雇用契約時における個人情報保護に関する規程の整備
⑤従業者に対する教育研修の実施
⑥物理的安全管理措置
　・盗難・紛失等の防止（入退館（室）管理の実施、盗難等に対する予防対策の実施、機器、装置等の固定など物理的な保護）
　・不正操作の予防（スマートフォン、パソコン等の記録機能を有する機器の接続制限及び機器の更新への対応）
⑦技術的安全管理措置（個人データに対するアクセス管理・アクセス記録の保存、ファイアウォール＊の設置、不正が疑われる異常な記録の存否の定期的な確認など）
⑧個人データの保存（保存媒体の劣化防止など）
⑨不要となった個人データの廃棄、消去
＊組織内のコンピュータネットワークへ外部から侵入されるのを防ぐシステム。また、そのようなシステムが組み込まれたコンピュータのこと（著者注）

［出典］個人情報保護委員会・厚生労働省：医療・介護関係事業者における個人情報の適切な取扱いのためのガイダンス　平成29年4月14日．p.26-28．2017．より著者作成

す。特定した利用目的は、あらかじめ掲示（院内掲示やWEBサイト等での公表）し、患者から特段明確な反対・留保の意思表示がない場合には、これらの範囲内での個人情報の利用について同意が得られているものと考えます（黙示の同意）。掲示した利用目的以外で個人情報を取り扱う場合は、本人の同意が必要です。

　なお、医療機関における病歴（要配慮個人情報）の取得について、ガイダンスでは「患者による受診の申し出の行為をもって、当該医療機関が患者の要配慮個人情報を取得することについて、本人の同意があったものとして取り扱う」とされています。

安全管理措置と従業者の監督

　個人情報保護法は、「安全管理措置」を定めています（第20条）。このため個人情報を取り扱う医療機関では、個人データの漏えい、改ざん、滅失などが起こらないように対策を講じる必要があります。

　また、安全に個人データが管理されるよう、従業者の監督を行わなければなりません（第21条）。具体的な措置としては、従業者が個人情報保護法を正しく理解するための研

表3｜個人情報の第三者提供の例外

①法令に基づく場合
②人の生命、身体又は財産の保護のために必要がある場合であって、本人の同意を得ることが困難であるとき
③公衆衛生の向上又は児童の健全な育成の推進のために特に必要がある場合であって、本人の同意を得ることが困難であるとき
④国の機関等の法令の定める事務への協力

［出典］個人情報保護委員会・厚生労働省：医療・介護関係事業者における個人情報の適切な取扱いのためのガイダンス　平成29年4月14日．p.26-28．2017．より一部改変

表4｜他の事業者等への情報提供であるが、「第三者」に該当しない場合

●検査等の業務を委託する場合
●外部監査機関への情報提供（日本医療機能評価機構が行う病院機能評価等）
●個人データを特定の者との間で共同して利用するとして、あらかじめ本人に通知等している場合

［出典］個人情報保護委員会・厚生労働省：医療・介護関係事業者における個人情報の適切な取扱いのためのガイダンス　平成29年4月14日．p.35-36．2017．より一部改変

修を実施したり、事業者が従業者の監督のための合理的措置として、"個人情報保護に関する誓約書"を提出してもらったりするなどが挙げられます。

　安全管理措置は、組織的、人的、物理的、技術的な側面でのアプローチが必要です。ガイダンスにはその具体例（表2）が示されています。

個人情報の第三者提供

　取得した個人情報を本人以外の人に提供する場合は、あらかじめ本人の同意を得る必要があります。ガイダンスでは、民間保険会社からの照会、職場や学校からの照会などは、本人の同意を得る必要があるとしています。

　一方、第三者提供の例外事項として表3に該当する場合は、本人の同意を得る必要はありません（第20条第1項）。また、ガイダンスでは他の事業者等への情報提供であるが、第三者に該当しない場合（第23条第5項）の具体的な事例が示されています（表4）。さらに、病院内の他の診療科との連携などは、同一事業者内における情報提供であり、第三者に該当しないので、本人の同意を得ずに情報の提供を行えるとしています。

「個人情報の取扱いに関する混乱」の発生要因

職員が、医療機関での個人情報の取扱いを正しく理解していない

　私たちは、日常診療業務のなかで、患者の個人情報を入手したり、スタッフ間で情報共有したりしているわけですが、その都度、患者から同意を得ているわけではありません。

それは、病院であらかじめ公表している利用目的の範囲内であることや、患者の受診の行為をもって、要配慮個人情報である病歴の利用を患者が同意していると解釈しているからです。

このような背景を理解していないと、黙示の同意を得たうえで利用しているのか、あるいは、利用目的外での取得なので同意が必要になるのか、といった判断ができない可能性があります。また、患者氏名を公の場で呼び出すことは個人情報を漏らしてしまうことになるのではないか、といった心配が生じてきます。

個人情報が記載されているという意識が薄れることがある

患者の個人情報が記載された書類を、病院職員が誤って家族待合室に置き忘れ、そのまま放置されていたという報道がありました。日常診療場面では、患者氏名や病歴など、患者の個人情報が記載された書類を使って業務を行うことは多々あります。業務を遂行するなかで、「個人情報が記載されているものを持っている」という意識が薄れてしまうと、患者や来院者の目に触れる場所に置き忘れ、そこから個人情報の漏洩が生じる可能性があります。

興味本位による患者情報の不正閲覧

最近では、電子カルテが導入されている医療機関が多くみられます。電子カルテは、場所や時間を問わず、患者情報にアクセスが可能で、これは診療の質の向上につながります。

一方で、興味本位にカルテを閲覧してしまうといったような、業務に関係のない患者情報の閲覧リスクが生じます。職員が「自分が閲覧するだけで他者に漏らさなければ構わないだろう」という誤った認識をもっている場合もあります。

実際に患者情報の不正閲覧により損害賠償が求められた事例が報道されています。また、内部規定や就業規則の違反として処分される可能性があります。

よりよい実践に向けた医療安全対策の実際

ここでは、個人情報を取り扱う場面ごとに、適切な対応とその実践のための工夫等を示します。

対策①▶患者氏名の呼び出し

患者氏名の呼び出しは、患者誤認防止の観点から、医療業務を適切かつ安全に実施する

ために必要な措置と考えます。ただし、プライバシーの保護の重要性から、患者の希望に応じて一定の配慮をすることが望ましいと言えます。

　具体的な対応としては、患者氏名を呼び出す方針を院内に掲示します。例えば、氏名の呼び出しをする場所や氏名を呼び出す理由などを掲示し、その必要性を患者に理解してもらいます。

　それでも、患者が呼び出しを望まない場合は、その希望に添えるよう誠実に対応します。あらかじめ、氏名の呼び出しに替わる方法を決めておき、呼び出しを望まない患者について職員が同じ方法で対応できるよう周知しておくことも必要です。

対策②▶個人情報の記載がある書類やファイルの取扱い

　個人情報が記載された書類やファイルの紛失や置き忘れは、個人情報が第三者の目に触れる可能性があり、個人情報の漏洩につながりますので、個人情報が見えないよう配慮します。

　対応例としては、「個人情報運搬専用の不透明なケース」を利用します。個人情報運搬のための専用ケースを用いることで、「個人情報を取り扱っている」という意識付けにつながります。また、不透明なケースであれば、移動中でも中の個人情報が他の人から見えにくくなります。

　業務中にとるメモに個人情報が記載されていることもあります。紛失や漏洩のリスクを避けるためには、業務に必要がなくなったら、速やかにシュレッダーで処分することも一案です。

　なお、電子カルテを廊下のような人が通る場所に開いたまま放置しないことも必要です。その場を離れる際には、カルテを閉じるか、離席モードを活用しましょう。

対策③▶家族からの電話での問い合わせ

　家族から電話で患者の病状や退院日の問い合せがあった場合は、家族も第三者になりますので、基本的には患者の同意を得なければ回答することはできません。入院時に、問い合わせに応じる家族の範囲や提供する情報の範囲など、患者の意向を確認し、同意した範囲内で対応します。

　また、電話での対応は、電話をかけてきた相手の本人確認が必要です。問い合わせ相手の本人確認の方法を決めておき、関わる職員が共通に対応できる仕組みが必要です。本人確認の方法は、患者の生年月日を言ってもらう、事前に知らされている電話番号にかけ直す、といった方法などがあります。

　しかし、このような本人確認の手続きは煩雑になる可能性があるので、電話での対応にどこまで応じるのか病院の方針を明確にして、患者や家族の理解を得ることも必要です。

対策④▶患者情報の閲覧

　業務に必要のない患者情報を閲覧することはできません。職員が患者情報の閲覧について正しい認識をもつよう教育・研修を行うとともに、電子カルテのログを定期的に管理するほか、カルテの閲覧履歴が表示されるシステムにするなど、不正閲覧を早期に発見する安全管理措置を講じることが必要です。

〈引用文献〉
1）個人情報保護委員会・厚生労働省：医療・介護関係事業者における個人情報の適切な取扱いのためのガイダンス 平成29年4月14日（令和2年10月一部改正），2020.（https://www.mhlw.go.jp/content/000681800.pdf）［2021.11.5確認］

〈参考文献〉
・飯田修平編著，宮澤潤・長谷川友紀・森山洋著：医療・介護における個人情報保護 Q&A，じほう，2017.
・小林美亜著，稲葉一人法律監修：ナースのための個人情報保護法，メディカ出版，2007.

医療安全管理者への処方せん	「個人情報の取扱いに関する混乱」を防ぐために

☑ 職員に個人情報の適切な取扱いについての研修を継続的に行いましょう

☑ 氏名呼び出しや電話での問い合わせの対応など、病院の個人情報の取扱いの方針を患者に具体的に示しましょう

10 コミュニケーションエラー

医療安全管理者のお悩み

インシデント報告を見ていると、その発生要因として、職員間のコミュニケーションが関わっていると思われる事例が少なくありません。院内のコミュニケーションをどのように改善したらよいでしょうか?

Check Point ノンテクニカル・スキル　メンタルモデルの共有　確認・指摘

医療現場では、多くの職員が役割を引き継いだり分担したりして仕事をしています。安全に円滑に医療を進めるためには、職員間での情報共有が重要です。インシデントやアクシデントを振り返ると、「その情報が伝わっていれば……」「ここで、疑問点について相手にはっきり確認していれば……」と残念に思う事例も少なくありません。

このような事例が発生すると、「互いによくコミュニケーションを取りましょう」と呼びかけることが多いのですが、呼びかけだけでは改善しません。職員間のコミュニケーションがうまくいかない要因を検討し、それをもとに改善のための方法を考えましょう。

コレだけは押さえたい基礎知識

医療現場のコミュニケーションの意義

コミュニケーションとは、人から人への情報の伝達のことです。医療現場では、医療者間だけでなく、患者や家族とのコミュニケーションも重要な課題ですが、ここでは、医療安全のための職員間のコミュニケーションに焦点を絞って考えることにします。

また、一般的に日本語で「コミュニケーション」という場合は、知識や意見などのいわゆる情報以外にも、表情・身振りなどを通して感情や気分が伝達されることも含んでいますが、以下では、主に情報が正しく共有されることを目的としたコミュニケーションについて考えます。

　現代の医療はチームで行っているため、個人の知識や技術に問題がなくても、情報が不足していたり、不正確であったりすると安全で質の高い医療は提供できません。また、医療現場では、情報を正しく伝える、というコミュニケーションに加えて、「よくわからないな」とか「間違っているのではないかな」などと思ったときに相手に確認したり指摘したりするというコミュニケーション（確認・指摘のコミュニケーション）も安全のために不可欠です。

コミュニケーションの種類

　コミュニケーションは、大きく言葉によるコミュニケーション（言語コミュニケーション）とそれ以外のコミュニケーション（非言語コミュニケーション）に分類することができます。

　非言語コミュニケーションの一つは、例えば、話すときの抑揚や間合いなど、言葉に付随して意味を伝える「準言語コミュニケーション」です。同じ言葉を発しても、話すときの声の調子などによって、異なる意味に伝わることもあります。

　もう一つは、身振りや視線、表情、服装、図や写真などのような言葉ではないものによる「非言語コミュニケーション」です。私たちは、言語と非言語の両方を使って、さまざまな情報を伝え合っています。うまく伝えるには、楽しい内容のメッセージは、明るい声と表情で、というように言語と非言語を一致させることが大切です。

　また、医療現場では、人と人が対面してコミュニケーションを行うだけでなく、書類や電子カルテ、電話などの媒体を介して情報を伝達し合うことも少なくありません。前者を直接的コミュニケーション、後者を間接的コミュニケーションと呼ぶこともあります。対面での直接的なコミュニケーションでは、言語と非言語の両方が使えますが、間接的なコミュニケーションでは媒体によっては、非言語が使用できず情報量が少なくなることがあるので注意が必要です。

コミュニケーションは「ノンテクニカル・スキル」である

　仕事を行ううえでは、業務の内容ごとの専門的な知識や技術が必要で、これらを「テクニカル・スキル」と呼びます。これに対して、「テクニカル・スキル」以外のもので、業務を遂行するうえで必要なスキルが「ノンテクニカル・スキル」です[1]。

　「ノンテクニカル・スキル」には表1のようなものが挙げられ、「テクニカル・スキル」

表1｜ノンテクニカル・スキルのカテゴリー

- ●状況認識
- ●意思決定
- ●コミュニュケーション
- ●チームワーク
- ●リーダーシップ
- ●ストレスマネジメント
- ●疲労への対処

[出典] ローナ・フィリン他：現場安全の技術　ノンテクニカルスキル・ガイドブック，小松原明哲他訳，海文堂出版，2012. より著者作成

を補うものと言えます。コミュニュケーションはその一つです。安全な医療を提供するためには、医療者が「テクニカル・スキル」と「ノンテクニカル・スキル」を車の両輪のように併せもつ必要があります。

コミュニケーションエラーが要因の医療事故は多い

コミュニケーションエラーが医療事故の要因の一つであることは、これまでに国内外で指摘されています[2,3]。米国では、医療の安全を向上させるためには、コミュニケーションを含むチームの連携が重要であるとの認識から、医療研究品質局（AHRQ）が国防総省と協力して、「チームステップス（Team STEPPS®）」という教育プログラムをつくり、普及を図っています。

日本でもこれを病院全体の取り組みとして導入している医療機関があります。チームステップスでチームのメンバーに必要なスキルとして示されているものは、表1に挙げたノンテクニカル・スキルとほとんど共通しています。

コミュニケーションに関わる事故の発生要因

多職種が時間や空間を隔てて仕事をしている

医療現場では、さまざまな職種が多くの部門・部署に分かれて仕事をしています。また、入院施設のある医療機関では、24時間業務が継続していることから、看護師を始めとして多くの職員が交替勤務をしています。時間や空間が共有されないことがあるため、一人の患者への検査や治療に関わっているさまざまな部門・部署の職員が、一つのチームとして情報共有しながら仕事をしていることが実感しにくいという側面があります。

時間と空間が離れているので、情報を対面して直接伝えるよりも、電話、カルテ（紙カルテ、電子カルテ）やオーダリングシステム、さまざまな書類等の媒体を用いて間接的な

コミュニケーションを行うことが多くなります。その場合、例えば、電話では相手の表情が見えないので、相手が情報を理解したかどうかがわかりにくい、電子カルテに記載したが、情報を受け取るべき人が読んだかどうかがすぐには把握できないといった限界があります（p.150参照）。

また、各職種で用いられている専門用語や慣習的に使用している言葉、略語などが他の職種には理解されないこともあります。職種ごとに離れた部署で業務を行っているので、チームとして協働しているという意識をもちにくいほか、次に述べるように「メンタルモデル」を共有しにくく、それがコミュニケーションに影響を及ぼす可能性があります。

メンタルモデルが共有されていない

メンタルモデル（物事を認識するための枠組み）が共有されていないことがコミュニケーションエラーの要因になります。情報の送り手と受け手のメンタルモデルが全く共有されていないと、互いに相手が何を言っているのかさっぱりわからないことになりますし、メンタルモデルが部分的に共有されていると、情報が正確に伝わらない可能性があります[4]。

受け手が自分のもつメンタルモデルと合う情報だけを認識してしまう（見たいことだけ聞きたいことだけを見たり聞いたりする）こともあります。

メンタルモデルは、教育や経験などによって形成されますので、職種が違う人同士や、ベテランと新人との間で食い違う可能性があります。また、直前に得た情報によっても影響を受けるため、いつも一緒に仕事をしている人との間でも食い違うことがあります。例えば、次のような事例[5]が報告されています。

医師が患者に上部消化管内視鏡検査を開始したが、嘔吐反射が強く、喉まで進めたところで検査終了となった。医師は、看護師に「検査していない」と伝え、内視鏡を検査台にかけた。看護師は医師の言葉を「内視鏡を使用していない」と解釈して、「はい、わかりました」と返事をした。その結果、洗浄・消毒をせずその内視鏡を次の患者に使用してしまった（文献5を一部改変）

この事例では、看護師は医師の「検査していない」という言葉から、「検査をしていないため、内視鏡を使用していない」というメンタルモデルをつくりました。一方、医師のメンタルモデルは「内視鏡を喉まで進めたところで検査を終了し、検査で上部消化管を見ることができなかった」ということでした。メンタルモデルの食い違いが修正されないままに業務が進められるとインシデント・アクシデントにつながります。

現場の多重課題や権威勾配

　医療現場では、多くの職員が多重課題のなかで仕事をしています。そのため、複数の業務の合間に情報伝達を行わなければならなかったり、伝達の相手が手術中や急変対応中で連絡できなかったりして、連絡の遅れや失念につながることがあります。

　また、医療現場での職種や地位、経験の差などによって生じる権威勾配もコミュニケーションに影響を与えます。情報の送り手と受け手の間の権威勾配が大きいと、自分より上の立場の人には、自分の考えを伝えにくかったり、特に確認・指摘のコミュニケーションを取ることにはためらいを感じやすくなったりします。

電子カルテの入力ルールが徹底されていない

　処方や指示の伝達の媒体として電子カルテが普及してきています。電子カルテは、いつでもどこからでも情報にアクセスできる便利なツールです。しかし、ルール通りに入力しなければ、情報として活用できません。

　例えば、ある患者に薬剤のアレルギーが生じた、という情報がカルテに反映され、次の処方や処方監査などに活かされるためには、決められた場所に決められた方法で入力する必要があります。入力ルールが徹底されないことによるインシデントは、全国の医療機関で発生しています[6,7]。

コミュニケーションのスキルについて学ぶ機会が少ない

　医療者にとってコミュニケーションは重要なノンテクニカル・スキルであるにもかかわらず、チームワークや医療者間のコミュニケーションの取り方について学ぶ機会が少なかった現状があります。患者とのコミュニケーションについては、看護師は、ケアに不可欠なスキルとして養成の過程で学習してきましたし、近年は、医学部の学生についても、全国共通試験のなかに医療面接が含まれていることから、その練習が行われています。

　一方、医療者間のコミュニケーションについては、現在は、基礎教育のなかで多職種連携について学習する機会があるものの、すでに医療現場で働いている職員のなかには、体系的に学習することがなかった人も少なくありません。

よりよい実践に向けた医療安全対策の実際

　ここでは、職員の一人ひとりがコミュニケーションの重要性を認識し、スキルを高めるという視点からの対策（①〜③）と、主に組織全体として、コミュニケーションを促進・

活用するための環境整備や仕組みづくりという視点からの対策（④〜⑧）を示します。

対策① ▶ コミュニケーションの重要性について認識する

　医療現場の仕事は多職種がチームで役割を分担しながら進めていることや、患者の状態が刻々と変化することから、コミュニケーションを通して、正しい情報を適切なタイミングで入手すること、他のスタッフへ的確に伝達することに努めることが重要です。

　また、日々の記録は、チームのための情報と考え、共有のしやすさを意識することが必要です。相手とメンタルモデルが異なる可能性を認識し、丁寧に伝えることや、診療録、看護記録、指示書等へのわかりやすい記載を心がけるほか、記載のルールを守ることを意識しましょう。

対策② ▶ 確認・指摘のコミュニケーションの重要性を理解する

　相手から伝えられたことがよく理解できないときに確認をしたり、間違っているのではないかと思うときに指摘したりすることは、権威勾配がある相手やその場の状況によっては、ためらいが生じがちです。まずは、ここで確認や指摘をしないままにしてしまうと事故につながる可能性があること、「自分以外の誰かが気づくだろう、誰かが言うだろう」と考えるのではなく、確認・指摘のコミュニケーションが自分の役割だと考えることが重要です。

　伝えにくいと感じると、人は相手の機嫌を気にして遠回しな言い方になったり、逆に強い言葉で相手を攻撃してしまったりしがちです。確認・指摘をすることが自分にとって義務でもあり権利でもあると考えて、アサーティブなコミュニケーション（自分も相手も大切にした率直なコミュニケーション）[8] を行うことが大切です。

対策③ ▶ 確認・指摘のためのスキルを用いる

　確認するときには、なぜ疑問をもっているのか、その理由を伝えると相手に伝わりやすくなります。また、現場では、疑問が生じたら納得できるまで（疑問が解消するまで）確認することが必要ですが、同じ相手に何度も確認するのは難しいものです。

　そこで、前述した「チームステップス（Team STEPPS®）」では、「Two-Challenge Rule（2回主張ルール）」と「CUS（カス）」というスキルを用いることを推奨しています。組織やチームの皆が、このスキルの意味と使い方を知ることで、確認・指摘のコミュニケーションを取りやすくなることが期待されます（知っ得メモ①参照）。

　なお、チーム内で確認・指摘のコミュニケーションが取れるかどうかや、上記のようなスキルを使えるかどうかには、メンバーが感じる「心理的安全性」（知っ得メモ②参照）が大

知っ得メモ ①

2回主張ルール（Two-Challenge Rule）とCUS

　自分の言ったことに対して、相手からきちんとした返事がないことがあります。相手は聞こえなかったのかもしれませんし、もしかしたら聞こえているのに機嫌を損ねて無視したのかもしれません。このような場合に、人は重ねて伝えたり質問したりすることをためらいます。しかし、医療現場での情報伝達の重要性を考えると、相手に確かに聞こえたことがわかるまで、また、疑問が解決するまで、はっきりと声に出して伝えることが必要です。

　そこで、疑問があるときは、勇気を出して「少なくとも二回は主張する」ということを、コミュニケーションスキルとして明文化したものが「2回主張ルール（Two-Challenge Rule）」です。

　また、CUS（カス）は、患者の安全が脅かされていると感じたら①I'm concerned（私は気がかりです）、②I'm uncomfortable（私は心配です）、③This is a safety issue（これは安全に関わる問題です）のような言葉を使って，自分が危険を感じているということをはっきりと言葉にして伝え、誤ったことが実施されてしまわないようにするというスキルです（英単語の頭文字からCUSと呼ばれています）。まず①のように伝え、相手が行動を変えなければ次は②、その次は③というように重ねて伝えます。

　いずれも、組織のルールとして組織全体に周知されていれば、現場の職員がこれらを使って確認や指摘のコミュニケーションを取りやすくなります。

知っ得メモ ②

心理的安全性

　「心理的安全性」は "関連のある考えや感情について人々が気兼ねなく発言できる雰囲気" のことで、ハーバード大学で組織行動学の研究をしていたエイミー・エドモンドソン教授が提唱しました[9]。

　米Google社が2012年から行った研究で、生産性の高いチームの特性として、チームの「心理的安全性」が高いことが重要であると示され、注目が集まりました。

　エドモンドソンによると、チームのメンバーが、「無知だと思われる不安」「無能だと思われる不安」「邪魔をしていると思われる不安」「ネガティブだと思われる不安」といった対人リスクを感じずに、率直に発言するには、チームに心理的安全性が必要です。

　チームにおける心理的安全性を高めるのはリーダーや同僚たちの言動です。特にリーダーはメンバーに、自身の親しみやすさや謙虚さ、失敗から学ぶ姿勢を示し、チームの活動に積極的に参加するようメンバーに促すとともに、すべき行動を具体的に示したり、メンバーに対して公正に対処したりすることによって、メンバーに心理的安全性を感じさせることができます。

きく影響します。リーダーが、メンバーの「心理的安全性」を高める働きかけをすることが期待されます。

対策④▶メンタルモデルを共有しやすくする

組織として、送り手と受け手がメンタルモデルをできるだけ共有できるような機会を積極的に取り入れましょう。例えば、業務開始前に短時間の打ち合わせ（ブリーフィング）を行うと、これから行う業務について、関わる全員のメンタルモデルが共有できます。手術や検査前のタイムアウトにも同じ効果があります。メンタルモデルが共有されていると、情報が伝わりやすくなりますし、おかしいと思ったときにも声を上げやすくなります。

定期的に患者の状況を共有するためのカンファレンスをしたり、疾患や治療に関する多職種の勉強会を開催したりすることも、メンタルモデルの共有を促進し、その結果、コミュニケーションが取りやすくなります。

また、共有すべき情報については、口頭での伝達だけでなく、目で見て誰でもわかるようにする「補助手段」を使うことが役立ちます。例えば、前述の「使用済みの内視鏡の誤使用」の事例を防ぐためには、使用済みの内視鏡を置く場所を決めて表示する、あるいは「使用済み」というカードを活用する、といった工夫が考えられます。

対策⑤▶誤解の生じやすい情報は、組織として
できるだけ扱わないようにする

類似した名称の薬剤は聞き違い、読み違いにつながります。また、例えば、抗がん剤のレジメンのように院内に多種類ある文書や資料の名称が類似していると伝え間違いが生じてしまうことがあります。病院によっては検査室など部屋の名称が紛らわしいために患者やモノの搬送間違いにつながることもあります。

インシデント報告から問題が見つかったら、注意喚起するだけでなく、別の名称の薬剤を採用したり、場所・モノ・文書などの名称を分かりやすくしたりといったことを検討しましょう。

対策⑥▶決まった伝達様式を用いる

一般に、口頭での伝達では、情報が記録されず、伝え方の形に決まりがないために、情報が不足していることに気づかなかったり、受け手が内容を理解しにくかったりする恐れがあります。

口頭指示は原則行わないことが基本ですが、どうしても口頭で情報のやりとりをするときは、専用メモ用紙を統一して使用することで的確に伝えることができます。例えば、

図1 | 患者呼び出しメモの例

患者ID		号室
患者氏名		
場所	□入院（入院案内・救急・外来）	
	□手術	□透析
	□X-P　　□CT	□MRI
	□外来 （　　　　　　　　　　　　　）	
	□検査 （　　　　　　　　　　　　　）	
移動方法	□歩行　　□車椅子　　□ベッド	
その他	□点滴棒　　□酸素	

(富士宮市立病院)

「口頭指示メモ」や「患者呼び出しメモ」(図1) など専用のものを活用します。なお、このような口頭伝達では、メモに書いた文字を読み返し復唱することが確認の方法として効果的です。口頭での報告・連絡には、報告する際に「状況」「背景」「判断」「提案」を省略せず順に伝えるSBAR (エスバー) というコミュニケーションスキルが役立ちます (知っ得メモ③参照)。

対策⑦▶情報に冗長性（じょうちょうせい）をもたせる

　冗長性をもたせるというのは、伝達するときに情報を付け加えるということで、それによって、受け手が正しい解釈をしやすくなります。

　具体的には、薬剤のオーダリング画面で、危険薬は薬剤名の文字の色が一般薬と異なるようになっていたり、抗がん剤には、薬剤名の前にC）や癌）といったマークがついていたりすることは情報に冗長性をもたせる工夫です。

　処方箋に疾患名や検査値を付記する取り組みを行っている病院がありますが、これは、院外の保険薬局の薬剤師が監査をするときに参照する情報となります。

　看護師が医師に、ある患者について電話で連絡をするときに、医師がその患者を思い浮かべやすいように、氏名だけでなく、「昨日、緊急入院された○○△△さんが……」というように情報を付け加える、というのも工夫の一つです。

　ただ、加える情報が多すぎると重要な基本的情報が埋もれて、かえってわかりにくくなるので、何を付加するかはよく吟味することが必要です。

知っ得メモ ③

SBAR

SBARは、発生している状況を、その場にいない人に、電話などで、わかりやすく簡潔に伝えるためのコミュニケーションスキルです。もともと米国海軍で、潜水艦の乗組員が重要な情報を迅速に系統立てて伝達するツールとして用いられており、これを米国の医師が医療版として普及させたものです。

表2の「S：状況」「B：背景」「A：判断」「R：提案」の4つの項目を省略せずに、順に伝えることによって、相手に簡潔・明瞭な報告・連絡ができます。なお、実際には、まず報告や連絡の趣旨を伝えたうえで、この4項目を伝えるとよいでしょう。

医療機関では、組織全体でトレーニングをすることによって、日常の報告や連絡のスキルが向上することが期待されます。

表2 | SBARの各項目

最初に報告・連絡の趣旨を伝えると、相手に心構えができる	
S：Situation 状況	今、患者に何が起きているかを簡潔に伝える
B：Background 背景（経過）	今の状況を理解するのに必要な情報を伝える
A：Assessment 判断（考え）	何が問題だと思うのか、 自分の考えや判断したことを伝える
R：Recommendation 提案（依頼）	どうしてほしいのか提案をする どうしたらいいのか指示を受ける

対策⑧▶コミュニケーションやチームワークに関する研修を行う

前述した対策や工夫を実行するためにも、職種や職位・立場にかかわらず、組織やチームの全員がコミュニケーションの重要性を理解する必要があります。医療安全のための研修の一環として、コミュニケーションに関する研修を継続的に行いましょう。また、その研修は、理論の講義を聴講するだけでなく、グループで日頃のコミュニケーションを振り返ったり、具体的なコミュニケーション場面について話し合ったりといった参加型にすることで効果を上げられると考えられます。

対策⑥で紹介したSBARも知っているだけでは、現場ですぐに活用するのは難しいでしょう。場面を想定して、SBARを使って報告するときのセリフをグループで考えてワークシートに記載し、報告する人とされる人の役になってそのセリフを言ってみるようなワークを行うと、理解が深まり、実践につながりやすくなります。

なお、研修でのグループワークを多職種混合で実施すると、業務における職種間のコミュニケーションの壁を低くする効果が期待されます。

Good Practice

配膳前のブリーフィング

　ある病院では、食前薬の投与忘れや食前の血糖測定をしないまま配膳してしまう事例が生じていたため、配膳前に確実に確認行為や情報共有をするために「短い打ち合わせ」をすることにしました[10]。リーダー看護師と配膳に関わる看護師、看護補助者が配膳直前に全員集まって、血糖測定やインスリン注射が終わっているか、食事介助が必要な患者、配膳待ちの患者は誰かなどを電子カルテを見ながら一緒に確認します。この病院では、それを「配膳前タイムアウト」と呼んでいて、これを実施するようになってから、食前の血糖測定や食前薬の投与忘れの事例が目に見えて減ったということです。

〈引用文献〉
1) ローナ・フィリン，ポール・オコナー，マーガレット・クリチトゥン著：現場安全の技術　ノンテクニカルスキル・ガイドブック，小松原明哲，十亀洋，中西美和訳，海文堂出版，2012.
2) 山内桂子：医療安全とコミュニケーション，麗澤大学出版会，p.22-24，2011.
3) JCAHO：患者安全のシステムを創る米国　JCAHO推奨のノウハウ，相馬孝博監訳，医学書院，2006.
4) 松尾太加志：コミュニケーションの心理学，ナカニシヤ出版，p.9-16,1999.
5) 日本医療機能評価機構：口頭指示の解釈間違い，医療安全情報，No.102，2015.（https://www.med-safe.jp/pdf/med-safe_102.pdf）〔2021.11.5〕
6) 日本医療機能評価機構：アラートが機能しなかったことによるアレルギーがある薬剤の投与，医療安全情報，No.165，2020.（https://www.med-safe.jp/pdf/med-safe_165.pdf）〔2021.11.5〕
7) 日本医療機能評価機構：アレルギーの既往がわかっている薬剤の投与，医療安全情報，No.30，2009.（https://www.med-safe.jp/pdf/med-safe_30.pdf）〔2021.11.5〕
8) 平木典子：改訂版　アサーショントレーニング　さわやかな＜自己表現＞のために，日本・精神技術研究所，p.25-27,2009.
9) エイミー・C・エドモンドソン：チームが機能するとはどういうことか「学習力」と「実行力」を高める実践アプローチ，野津智子訳，英治出版，p.153，2014.
10) 島崎信夫：適切な血糖管理と安全な配膳のための「配膳前のタイムアウト」の実施，患者安全推進ジャーナル，No.36,p.71-73，2014.

〈参考資料〉
・【DVD】東京海上日動メディカルサービス株式会社メディカルリスクマネジメント室：「みんなのSBAR」，2015.

> **医療安全管理者への処方せん**　**「コミュニケーションエラー」を防ぐために**
>
> ☑ 報告されたインシデントのうち、コミュニケーションに関わる事例に着目し、多職種で要因や改善策を検討しましょう
>
> ☑ 電子カルテを使用している施設では、入力方法の周知をしましょう
>
> ☑ コミュニケーションに関する研修を継続的に行いましょう

第 2 章

そこが知りたい！

医療安全管理者から
よく聞かれる20のギモン

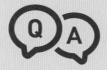

1 医療安全管理者の業務

Q1

系統立てた研修を効果的に計画・実施するには?

院内では、医療安全に関する研修がたくさんあり、部署間での重複も気になります。効果的な研修を計画し、実施するにはどうしたらよいでしょうか?

A1

病院全体の年間研修計画を「見える化」する

第5次医療法改正に伴う厚生労働省医政局長通知「良質な医療を提供する体制の確立を図るための医療法等の一部を改正する法律の一部の施行について」[1] では、「第2 医療の安全に関する事項」のなかで、医療安全に関する研修のあり方について明文化しています（表1）。

医療安全の知識はすべての職員にとって必要であり、かつ多様な分野にわたるため、新規採用職員向けの研修、継続教育における研修、患者サービス・接遇担当者の研修、感染管理担当者の研修など、さまざまな研修で取り上げられています。それらは医療安全管理部だけでなく、看護部、感染制御部など各職種や各部署によって企画・実施されていますが、それぞれの部署が情報を共有しないままに企画し、同じ時期に類似した内容で実施してしまうことがあります。

そこで、年間を通してどのような研修を、誰がいつ開催するのか、病院全体の計画を「見える化」することが必要です。例えば、横軸に「開催月」を、縦軸に「主催部署」をとった一覧表を作成します。そうすれば、企画する部署間で調整でき、また職員も計画的に研修を受講することができます。院内で組織横断的に教育・研修を統括する部門（院内教育部）があれば、そこがリーダーシップをとって調整するとよいでしょう。

よりよい研修計画を立案する具体的ポイント

◆研修テーマは、年度目標に連動させて設定する

研修テーマは、院内の医療安全管理部の年度目標と連動させて設定します。また、年間

表1 | 病院等に義務づけられた医療安全に関する院内研修

研修内容	実施の頻度
医療に係る安全管理のための職員研修	定期 (年2回程度) のほか必要時
院内感染対策のための研修	定期 (年2回程度) のほか必要時
医薬品の安全使用のための研修	必要時 (他の医療安全の研修と併せて実施しても差し支えない)
医療機器の安全使用のための研修	新しい医療機器の導入時。また特定機能病院においては定期 (年2回程度) (他の医療安全の研修と併せて実施しても差し支えない)

[出典]厚生労働省医政局長通知「良質な医療を提供する体制の確立を図るための医療法等の一部を改正する法律の一部の施行について」(医政発第 0330010 号, 平成 19 年 3 月 30 日)より著者作成

の複数回の研修が関連性をもつように企画します。

　例えば、年度目標が「注射薬の誤投与防止」であれば、研修も年間を通して「注射薬の誤投与防止」をテーマにします。1回目は院内の注射薬誤投与防止手順の確認や報道事例の解説中心の講義を行い、2回目は各部署が注射薬誤投与防止の工夫を発表する、というように研修の形態に変化をもたせるとよいでしょう。

◆計画時に研修の「ねらい／目的」を明確にする

　例えば、インシデントレポートに関する研修の場合は、「インシデントレポートの意義を理解し、医療安全に活かすためのレポートが書けるようになる」というように、研修のねらいを具体的に決めて、研修で学んでもらう内容を明確にします。

　そして、その「ねらい」を研修時に受講者に伝えると、研修での学びが実践での行動につながりやすくなります。

院内研修の計画・実施

◆研修の学習目標を立てる

　この研修での受講者の学習目標を設定します。ねらいや目的に沿って、今回の研修で獲得してほしいこと、獲得しなければならないことを受講者に伝えます。受講者にとっては目標があることで、研修を受ける動機づけにもなります。

◆研修形態や教材の選択

　研修形態には、講義形式の研修だけでなく、グループワークや討議、発表など、受講者が参加できる研修形態を取り入れることが大切です。また、自分自身が人に教えることで学習効果はより高くなりますので、研修を受けた職員に他の職員に対する伝達講習をして

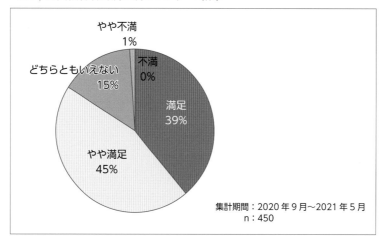

図1 | 動画教材利用満足度のアンケート結果

やや不満
1%

不満
0%

満足
39%

どちらともいえない
15%

やや満足
45%

集計期間：2020年9月〜2021年5月
n：450

もらうことも、研修の一形態として有効でしょう。

2020（令和2）年の新型コロナウイルス感染症拡大にともない、オンライン研修やe-learningが急速に活用されるようになりました。上手に活用すれば、学習効果の高い研修を計画することができます。

東京海上日動メディカルサービスでは、2020（令和2）年からストリーミング配信による医療安全の動画教材の提供をスタートしました。動画教材利用の満足度について視聴者にアンケートを実施したところ、84%が「満足・やや満足」と回答しました（図1）。満足の理由は、「時間を選ばずに見ることができた」「何度も見ることができた」「一人で集中して見ることができた」などでした。忙しい職員が休憩時間や通勤中などを利用して動画を見ることができたのが高評価につながったと考えられます。研修にこのようなIT技術を活用することも選択肢の一つとなります。

e-learningやオンライン研修を活用する場合は、終了後にミニテストを実施するなどして、学習内容の定着を図りましょう。また、内容に合わせた意見交換の場を部署ごとで設けるように計画し、意見交換した内容を短い文章で提出してもらうといった工夫も学習効果を高めます。

◆目標達成度を確認する

研修の目標に合わせたテストを研修前後に行うことで、研修の達成度が明確になります。事前テストの実施が難しい場合は、事後テストのみでも行うとよいでしょう。

テストというと、難しくつくろうと研修内容に含まれていないことを問題として出してしまいがちですが、あくまでも研修のテーマで「ねらい／目的」の範囲内で目標を達成できるようにテストをすることで、研修内容の定着につながります。

◆研修の評価を行う

　毎回の研修時にはアンケートを実施するなどして、受講者からの研修に対する評価をしてもらいます。アンケートには、今後の研修へのニーズを把握するため、要望に関する項目も入れておきましょう。受講生の達成度と研修後のアンケートで研修の評価をします。また、年度末には1年間の研修を振り返り、企画や内容の評価を行います。

◆研修参加率を高める工夫をする

　医療安全の研修には、職種や雇用形態にかかわらず全職員の参加を促すことが重要です。参加したくなるような魅力的な内容の研修を企画することに加えて、開催時間や回数を工夫して参加しやすくすることも検討しましょう。

　参加率を部署ごとに集計してフィードバックしたり、研修に参加したことが一目でわかるように、ネームプレートに「シール」を貼る、年間の研修すべてに出席した人は「バッジ」をつける、などの取り組みを行っている病院もあります。

◆発表形式で部署の取り組みを紹介する

　職員が主体的に関われるよう、年度末の研修では、各部署やワーキンググループが年間の取り組みを発表するようにしている病院もあります。これは、年度末の発表に向けて日々の業務を意識的に行うといった効果があります。よい取り組みに対しては、発表後に病院長が表彰することで、職員の動機づけを高めている病院もあります。

〈引用文献〉
1）厚生労働省医政局長通知：良質な医療を提供する体制の確立を図るための医療法等の一部を改正する法律の一部の施行について，平成19年3月30日 医政発第0330010号，2007.

〈参考文献〉
・舟島なをみ編：院内教育プログラムの立案・実施・評価，医学書院，2007.
・藤田敬一郎：院内研修を成功させるスキル，医学書院，1995.
・橋本廸生：リスク感性を高める教育を，医療安全，No.3，p.10-14，2005.
・厚生労働省：「医療安全管理者の業務指針および養成のための研修プログラム作成指針－医療安全管理者の質の向上のために－」（令和2年3月改訂），2020.（https://www.mhlw.go.jp/content/10800000/000613961.pdf）［2021.11.5確認］

Q2 ワーキンググループをつくる目的は?
医療安全に関して、多職種によるワーキンググループの活動の報告をよく耳にしますが、ワーキンググループの意義について教えてください。

A2 医療安全活動を円滑に推進するためのチーム

　病院では、さまざまなワーキンググループが活動しています。病棟などでは、業務改善を行う際に、ワーキンググループをつくって業務の見直しを図ります。また、重大なインシデント報告があった場合、部門ごとに配置された医療安全担当者を中心としたワーキンググループをつくって要因分析を行うこともあります。

　一方で、病院全体として、例えば、医療安全上の継続的な課題についての常設のグループによる活動や、特定の課題解決についての期間限定のワーキンググループによる活動などが活発に進められるようになってきました。

　医療安全におけるワーキンググループについては、厚生労働省が公表している「医療安全管理者の業務指針および養成のための研修プログラム作成指針－医療安全管理者の質の向上のために－」のなかで、医療安全管理者の業務である医療安全体制の構築の一つとして「必要に応じて医療機関の管理者と協力し、ワーキンググループやプロジェクトチーム等、事故の内容や緊急性に応じて適宜対策を立案できる組織体制を構築する」[1]と示されています。

　医療安全管理者が、日頃から多職種ワーキンググループによるメンバーとの関係性をつくっておくことで、インシデント・アクシデント発生時に、そのメンバーが事例の検証や対応などで医療安全管理者の協力者となり、円滑な医療安全活動を行うことができます。

多職種で組織の重要課題に取り組もう

　病院では、例えばモニターアラーム、転倒・転落防止、ドレーン・チューブ、患者誤認防止などのテーマ別のワーキンググループを設置して医療安全活動を円滑に推進するために活動しています。

　その位置づけや目的、活動内容などを明確に決めて、ワーキンググループに関する情報

をWEBサイトに公開している医療機関もあります^{*1}。

　ワーキンググループのメリットは、多職種のチームで活動することにあります。転倒・転落防止ワーキンググループやモニターアラームコントロールチームなどを多職種で実施している医療機関の例からもわかるように、医師、看護師、薬剤師、理学療法士などの多職種が介入することで、それぞれの専門性を活かし、異なる視点で要因分析や対策立案を行うことができます。通常は所属部門の異なる医療者同士が職種の壁を越えて組織横断的な活動を行うことによって、病院組織に一体感が生まれます。

　自施設の状況に合わせて、特に重要だと思われる課題からワーキンググループを結成し、組織全体で医療安全活動の推進に取り組む風土をつくっていきましょう。

　なお、前述した厚生労働省の「医療安全管理者の業務指針および養成のための研修プログラム作成指針」では、安全管理体制の構築や、職員への教育・研修、医療事故への対応などといった医療安全管理者の業務についてまとめられていますので、取り組みの参考にしてください。

＊1　市立加西病院WEBサイト：チーム医療
　　　https://www.city.kasai.hyogo.jp/site/hospital/3568.html［2021.11.5確認］

〈引用文献〉
1）厚生労働省：「医療安全管理者の業務指針および養成のための研修プログラム作成指針－医療安全管理者の質の向上のために－」（令和2年3月改訂），2020.（https://www.mhlw.go.jp/content/10800000/000613961.pdf）［2021.11.5確認］

Q3 インシデント報告に取り組んでもらうには?

インシデント報告数がなかなか増えません。人によっては、個人の評価に関わると考えて、インシデント報告によくないイメージをもっているようです。全職員が、積極的にインシデント報告に取り組めるようにしたいのですが、よい方法がありますか?

A3 インシデント報告は医療機関の義務

　インシデント（ヒヤリ・ハット）は、医療現場において日常的に起こる可能性があります。その報告については、医療法施行規則第一条十一の四項に「医療機関内における事故報告等の医療に係る安全の確保を目的とした改善のための方策を講ずること」と記されていることからわかるように、すべての病院に義務づけられています。

　職員は、インシデントが発生したら、第一報を上司に口頭で報告するだけではなく、その後に病院で決められた様式のインシデント報告書を記載し、インシデントが発生した状況や背景を明らかにする必要があります。

　インシデント発生の当事者になった場合に、報告書を書くことにマイナスのイメージをもっている人が多いようです。しかし、インシデントの発生した経緯や要因を振り返って報告し、要因分析して対応策を検討することは、その後のインシデントの発生防止に役立ちます。また部署だけでなく院内で共有することによって、一人の職員が記載したインシデント報告書が院内のインシデント防止にも役立つことになります。

インシデント報告書を提出した職員には「ありがとう」を

　日本医療機能評価機構の医療事故情報収集等事業では、参加医療機関から報告された多数の事例[*1]を集計・分析し、多くの医療機関で共有すべき課題として発信しています。その情報は、同機構の「医療安全情報」や医薬品医療機器総合機構（PMDA）の「医療安全情報」で閲覧することができます。

　これらの「医療安全情報」は、全国の医療機関で自施設の対策の見直しや、職員への注意喚起に活用されています。

また、医療機関からの報告は、発生した要因によっては、メーカーによる製品の改善に役立てられ、現場の重大事故の防止につながることもあります。

　このように各施設で職員一人ひとりのヒヤリ、はっとした小さな気づき（ヒヤリ・ハット）を報告し、要因を明らかにして対策を講じ続けることが日本全体の医療安全につながると考えると、プラスのイメージをもちやすくなります。

　医療安全管理者の皆さんや、部署の医療安全担当者の皆さんは、職員がインシデント報告書を提出してくれた際には、「提出してくれてありがとう」と伝えましょう。感謝の言葉を伝えることで、職員がインシデントを報告しやすい雰囲気をつくることができるはずです。また、提出してもらった報告書をどのように検討し活用しているのか、定期的に院内の医療安全ニュースやカンファレンスなどで共有しましょう。

＊1　2020年12月31日現在で医療事故情報収集・分析・提供事業に参加している医療機関数は1,107、ヒヤリ・ハット事例収集・分析・提供事業に参加している医療機関数は1,275であった。2020年中に医療事故4,802事例、ヒヤリ・ハット25,699事例が報告された[1]。

〈引用文献〉
1）日本医療機能評価機構：医療事故情報収集等事業第64回報告書, 2021.（https://www.med-safe.jp/pdf/report_64.pdf）［2021.11.5確認］

Q4 "多職種で" 積極的に事例分析を行うコツは?

事例分析は、多職種のメンバーで検討することが奨励されていますが、事例に関連しない職種（部署）のメンバーが積極的に検討に参加するポイントは何でしょうか?

A4 多職種で検討する意義を伝える

　インシデントや事故の発生後に事例分析を行う過程では、当該部署の人や関わった職種だけで検討すると、どうしても先入観をもちやすく、客観的に事実を見ることが難しくなる場合があります。このようなとき、多職種でその事例を検討すると事象をその事実のまま捉えることができます。

　例えば、看護師にとっては当たり前の行動が、別の職種からは何か気になる行動に見えるというように、その事例に関わりのないメンバーからの率直な疑問が新しい気づきのきっかけになることが少なくありません。

　そして、「なぜこういう手順になっているの?」という疑問によって、業務の手順や根拠が実はあいまいなことに気づくことがあります。また、当該部署だけではなかなか対応策が浮かばないことがありますが、他のメンバーから思わぬ新鮮な対応策が提案されたり、改善のための協力が得られたりする場合もあります。

　事実を捉えたり、効果的な改善策を立てたりするためには、先入観をもたない人の視点や、多職種の専門性や経験が不可欠であることを伝えて参加を依頼しましょう。

多職種による事例分析の成功例

　例えば、ある病院では、看護師が病棟で点滴薬を準備する際のエラーによるインシデントが発生したため、医療安全委員会でその原因を分析して、対策を検討することになりました。

　まず看護師から、「病棟でどのようにダブルチェックが行われているかを調べたところ、点滴を受ける患者が多い病棟では、実際にすべてをダブルチェックするのは難しく、どのように解決しようかと頭を悩ませています」と現状が報告されました。

　すると、薬剤師から「薬剤部の人手を考えると全病棟は無理ですが、点滴が特に多い病

棟に関しては、薬剤部で患者ごとに薬剤をセットして病棟に払い出すことが可能です」という申し出がありました。さらに、医師からは「病院全体で同じ方法でダブルチェックができるように、ダブルチェック方法のモデルをビデオカメラで撮影して、研修会で周知しよう。そうすれば、ダブルチェックにはそれほど時間がかからないこともわかってもらえるから」という提案がありました。

医師と薬剤師と看護師が一緒に検討することによって、より現実的で効果的な対策を立案することができた一例です。

多職種の積極的参加を促すポイント

事例に関わりのないメンバーが事例分析に消極的になるいちばんの要因は、状況がよくわからないことです。よって、状況を理解してもらえるように説明を工夫することが大切です。

事例分析では、まず情報を収集して整理し、それをもとに説明しますが、その際、事故に直接関係のない職種のメンバーにも理解できるように説明します。例えば、事故に関連したモノ（薬剤や機器、文書など）を実際に見ることや、事実経過がわかるように図や絵に示して説明すると理解しやすくなります。また、通常の手順や機器の使用方法などの情報も併せて提供することが必要です。

事例分析の場は、多職種が参加することで、事象を客観的に多角的に捉え分析することができる場とすることが大切です。

医療事故調査制度とは?

2015（平成27）年に医療事故調査制度が始まりました。再発防止のための制度と聞いていますが、病院の医療安全にどのように役立つのでしょうか?

A5 医療安全の確保を目的とした制度

　医療事故調査制度は、2015（平成27）年10月に施行されました。2016（平成28）年に一部の見直しを経て今日に至っています。

　この医療事故調査制度は、医療機関で発生した医療事故について、医療機関が院内調査を行い、その結果を遺族に説明し、医療事故調査・支援センター（以下、センター）にも報告するという制度です。医療法の「医療の安全の確保」の章に位置づけられており、個人の責任追及ではなく医療安全の確保を目的としています。

　医療事故調査制度がスタートしたことで、規模等にかかわらず、すべての医療機関が医療事故を主体的に調査したうえで再発防止に取り組むことが期待されています。

　なお、医療法上、本制度の対象となる医療事故は、「医療事故（当該病院等に勤務する医療従事者が提供した医療に起因し、又は起因すると疑われる死亡又は死産であつて、当該管理者が当該死亡又は死産を予期しなかつたものとして厚生労働省令で定めるもの）」と定義されています。また、医療法では、当該の事案がこの医療事故に該当するかどうかの判断とセンターへの報告は、医療機関の管理者が行うことと定められています。

　センターは、医療機関や遺族からの相談に対応するとともに、医療機関から医療事故発生時と院内調査終了時に報告を受けます。

　医師会や看護協会を始めとした職能団体、病院団体、学術団体などは「医療事故調査等支援団体」と位置づけられており、医療機関は、院内調査を行ううえで、調査に関する相談や専門家の派遣などといった支援を求めることができます。

　医療事故調査制度の概要や、センターへの報告方法、年度ごとの報告書などについては、WEBサイトで閲覧・ダウンロードすることができます[*1]。

「医療事故の再発防止に向けた提言」を活用する

センターは、医療機関から収集した院内調査結果報告書の整理・分析を行います。その分析結果をもとに、死亡事故を防ぐという視点から、再発防止策として提言を公表しています。この「医療事故の再発防止に向けた提言」は、事例のテーマごとにわかりやすくまとめられており、2021（令和3）年8月現在、14の提言書が発行されていて、冊子として入手できるほか、前述のWEBサイトからダウンロードできます。

医療事故が発生した医療機関は、医療事故調査制度に基づいて、速やかに事故調査および対策の立案・実施を行うことで、再発防止を図ることができます。また、他の医療機関は、提言書を自施設の取り組みの見直しや、職員の教育・研修に活用することができます。

診療記録の重要性

従来、医療では、診療録や看護記録を始めとする診療に関する記録の重要性が謳われてきました。診療記録は「適正な医療を実施し説明責任を果たしていることを示すという視点」で、診療の事実を情報として正確に記録する必要があります[1]。記録がなければ、医療者が考えたことや実施したことを客観的に説明することが困難で、例えば医療事故裁判などの場面でも、「記録がないことは実施していない」とみなされる場合があることも指摘されています[2]。

そして、医療事故調査の視点からも正確な記録は不可欠です。記録がないと、調査に必要な事実経過の確認が困難となります。

電子カルテでは、注射や検査を実施した日時、実施者などの情報を実施時に記録できるようになっていますが、患者の状態を観察した結果や、患者や家族への説明内容などは意識的に記録する必要があります。例えば、転倒後の診察の結果などは、診察したという事実に加え、異常がなかった場合にもその旨を記録しておくことが重要です。

診療情報管理士が記録内容をチェックするという対策をとっている病院もあります。医療安全管理者の皆さんは、日頃から、医療安全上重要な記録が行われていることを確認し、注意喚起や教育を実施しましょう。

＊1　日本医療安全調査機構（医療事故調査・支援センター）：https://www.medsafe.or.jp/［2021.11.5確認］

〈引用文献〉
1）日本診療情報管理学会：診療情報の記録指針（旧診療録記載指針 改訂版）2017年3月.（https://jhim-e.com/pdf/data2017/recording-guide.pdf）［2021.11.5確認］
2）日本看護協会：看護記録に関する指針，2018年5月.（https://www.nurse.or.jp/home/publication/pdf/guideline/nursing_record.pdf）［2021.11.5確認］

> **Q6** 医療事故の当事者をサポートするには?
>
> 医療事故が起きた場合、事故に関わった職員をどのようにサポートしたらよいでしょうか。また、どのような点に注意が必要でしょうか。

A6 当事者サポートの必要性を認識する

　医療事故の発生後は、被害を受けた患者や家族へはもちろんですが、事故当事者（事故への直接的な関与者；以下、当事者）となった医療者や事故発生部署に対しても、ソーシャルサポート（対人関係のなかで授受される支援；以下、サポート）を提供することが必要です。

　大きなストレスに曝されている当事者を、事故の責任の有無にかかわらず、職員の一人として、仲間としてサポートすることは当然のことと言えます。それに加えて、次のような理由からもサポートは重要です。

◆仕事への動機づけを維持するため

　まず、当事者と周囲の医療職の仕事への動機づけ（業務継続の意欲）を低下させないようにするためです。事故の当事者に対して適切なサポートがない組織では、他の職員も「もし、自分が当事者になっていたら……」と考えて、組織への不信感をもつ可能性があります。

◆原因の究明を行うため

　次に、当事者をサポートしつつ、事故の詳細を話してもらうことで事実を明らかにして原因究明を行うためです。医療安全の担当者などから、「傷ついている当事者に何度も話を聞くことがためらわれる」という声を聞くことがありますが、事故の再発防止のためには、まず起こった事実を明らかにする必要があります。当事者も、事実を正しく理解してもらいたいというニーズをもっています。

　「責めているのではなく、事実を明らかにしたいのだ」という意図を明確に伝えたうえで（無駄な重複を避ける配慮は必要ですが）、当事者から十分に話を聞くことが不可欠です。なお、病院の方針や事故後対応の動きを当事者に逐次伝えていくことを忘れないよう

表1 | 事故後の看護師へのサポート具体例

	分類	各サポートの例 (事故後の看護師が受けたサポート、欲しかったサポート)
道具的 サポート	実体的サポート	事情聴取に付き添う／謝罪の場の設定／精神科医の診察
	助言（情報）サポート	弁護士の法的助言／病院の対応状況を逐次知らせる
	評価的サポート	事故の内容を理解し肯定的に評価する／事故前の努力や貢献を評価する
社会情緒的 サポート	情緒的サポート	気にかけていることを示す
	友好サポート	一緒に映画・食事などに行く
	尊重サポート	専門職として尊重する
	傾聴サポート	よく話を聴く

にします。事故後は管理者が対応に追われ、当事者への情報提供がなく蚊帳の外に置かれがちになるからです。

◆事故の経験を組織の安全向上に役立てるため

　最後に、当事者がその組織で業務を継続することによって、事故の経験を組織の安全向上に役立てるためです。切実に再発防止を願っている当事者が組織に残ることで、再発防止の取り組みの継続や、事故を風化させないことにつながると考えられます。

サポートの種類と効果

　サポートには、その内容から「道具的サポート」と「社会情緒的サポート」の大きく2種類があります。「道具的サポート」は、ストレスに苦しむ人に対してストレスを解消するための手段を提供したり、それを入手しやすくするための情報を提供したりすることです。「社会情緒的サポート」はストレスの状況下にある人の傷ついた自尊心を高めたり情緒を癒すような励ましを与えたりして、本人が自ら問題に対処できるようにすることです。

　それぞれ、表1の「分類」のようにいくつかに分けることができます。表1には、当事者看護師へのインタビュー調査[1]から、当事者が受けたサポートや欲しかったサポートの具体例も示しました。

　ところで、サポートの効果はその送り手が誰かによって異なってくることや、その量や質、あるいは送り手と受け手の関係によっては、意図しないネガティブな効果をもたらすことが指摘されています[2]。例えば、業務手順に関するアドバイスは、先輩や上司によるものであれば有益であっても、他の職業の友人から「もっと能率的にしたほうがよい」などと言われても役に立たないでしょう。一方、プライベートなことは職場の人には触れられたくないと感じる人もいるでしょう。

事故後のサポートについても、誰がどのようなサポートをすると有益かという視点で検討する必要があります。また、当事者へのサポートには幅広い種類・内容がある（表1）ので、誰か一人がサポート役となるのではなく、さまざまな立場の人が役割を分担してサポートを行っていくことを考えましょう。

当事者へのサポートのポイント

医療安全管理者が当事者にサポートを行うにあたって、どのようなことに留意すればよいでしょうか。ポイントとして、次の5つが考えられます。

①組織的に再発防止の取り組みを進める

再発防止に向けた組織を挙げての取り組みこそが、当事者にとって（患者・家族にとっても）、大きなサポートになります。同僚、上司、病院管理者ができることは、事故から学ぶ姿勢を示し、再発防止対策を進めること、そして取り組みを継続することです。

②情報共有によってサポートを促進する

事故後、当事者は、誰かに気持ちを打ち明けて支えてもらいたいと思う反面、自責感や恥の意識のために人に知られたくないと感じることがあります。一方、周囲の人も、どんな事故が起き、当事者がどのようにそれに関わったかを知らなければ、サポートできません。管理者は職員が中途半端な情報で疑心暗鬼にならないよう、適切に情報共有することが重要です。

③サポートの受け手の気持ちを尊重する

医療事故が当事者の心身に与える影響や、それがどう言動に表れるかは、事故の背景や個人によって違いがあります。淡々と仕事を続けているように見える人も含めて、すべての当事者にサポート提供を申し出るとともに、受け手である当事者の意向を丁寧に確かめながら提供することが必要です。

④長期に継続して支える

事故後、年月が過ぎると、その事故を知らないスタッフが増えてくることもあり、当事者は周囲と自分との気持ちのギャップを強く感じるようになります。5年、10年たっても不安や緊張を感じる場合も少なくないことを知って、継続的にサポートしたいものです。

⑤部署や上司を支える

医療事故によって生じるストレスを理解したうえでサポートができるのは、仕事や職場の状況を共有している同僚や上司です。しかし、同僚や上司自身が過負荷でストレスを抱

えていると当事者にサポートする余裕がなくなります。そのため、同僚に過剰な勤務の負担がかからないよう応援スタッフを出したり、事故後の強い緊張感のなかで業務を続けていることをねぎらったりする当該部署全体へのサポートが必要になります。

　事故が発生した部署の看護師長へのインタビューをもとにした事例研究[3]においても、トップ管理者や安全管理部門による部署や上司への支援の重要性が示されています。

〈引用文献〉
1）山内桂子・高木安雄：医療事故に関わった看護師の業務継続に伴うストレスとサポートの検討，病院管理，41（1），p.37-46，2004.
2）浦光博：対人関係の光と影，西川正之編，援助とサポートの社会心理学，北大路書房 2000.
3）福田紀子：「医療事故」に関わったスタッフを支える,日本看護協会出版会，2020.

2 スタッフの業務範囲

Q7 "常食"の指示出しは看護師でもよい?

入院患者さんの食事の指示は、医師が出さないといけないのでしょうか。常食の場合なら、看護師が出してもよいですか?

A7 食事は治療の一環である

　私たち医療従事者は、患者にとって食事は入院生活のなかで大切な治療の一環であることを忘れてはいけません。

　入院患者への食事については、厚生労働省保険局医療課長通知「入院時食事療養費に係る食事療養及び入院時生活療養費に係る生活療養の実施上の留意事項について」(以下、通知)が通達されており、2020(令和2)年4月1日から適用されています[1]。通知では、「食事は医療の一環として提供されるべきものであり、それぞれ患者の病状に応じて必要とする栄養量が与えられ、食事の質の向上と患者サービスの改善をめざして行われるべきものである」と謳われています。

食事箋の発行は医師のみ

　一般食(常食)については、通知「1　一般的事項」の(4)で、「入院患者の栄養補給量は、本来、性、年齢、体位、身体活動レベル、病状等によって個々に適正量が算定されるべき性質のものである。従って、一般食を提供している患者の栄養補給量についても、患者個々に算定された医師の食事箋による栄養補給量又は栄養管理計画に基づく栄養補給量を用いることを原則とする」と記載されています。つまり、医師の食事箋に基づくことが原則です[*1]。

　特別食(治療食)[*2]についても、通知「2　入院時食事療養又は入院時生活療養」の④で、「患者の病状等により、特別食を必要とする患者については、医師の発行する食事箋に基づき、適切な特別食が提供されていること」と明記されており、医師本人の指示によ

るものであると確認できることが必要です。

　なお、医師の食事箋について、通知では「医師の署名又は記名・押印がされたものを原則とするが、オーダリングシステム等により、医師本人の指示によるものであることが確認できるものについても認めるものとする」とされています。

一般食（常食）の「形態変更」の指示は？

　忙しい医師に食事箋を依頼することが難しいと医療現場では悩むところでしょう。しかし、食事は患者にとって大切な治療の一環であり、医師が食事箋の指示者であることを忘れてはいけません。ただし、患者の状態をアセスメントしたうえで、主食や副食の食事形態は、管理栄養士の提案や看護師による変更（例えば主食を全粥に、副食を刻み食にするなど）を可能としている病院が多いようです。この変更に関しても、医師が必ず内容を確認し、サインをすることが必要です。

---

*1　厚生労働省医政局長通知「医療スタッフの協働・連携によるチーム医療の推進について」（医政発0430第1号 平成22年4月30日）において、管理栄養士が「一般食（常食）について医師の包括的な指導を受けて、その食事内容や形態を決定し、又は変更すること」が認められている。また、厚生労働省医政局長通知「医師及び医療関係職と事務職員等との間等での役割分担の推進について」（医政発第1228001号 平成19年12月28日）において、一定の条件の下に、医師の補助者として事務職による記載の代行（代行入力）が認められている。

*2　通知「3　特別食加算」の項で、特別食とは「疾病治療の直接手段として、医師の発行する食事箋に基づいて提供される患者の年齢、病状等に対応した栄養量及び内容を有する治療食、無菌食及び特別な場合の検査食をいうもの（後略）」とされ、治療食とは「腎臓食、肝臓食、糖尿食、胃潰瘍食、貧血食、膵臓食、脂質異常症食、痛風食、てんかん食、フェニールケトン尿症食、楓糖尿症食、ホモシスチン尿症食、ガラクトース血症食及び治療乳をいうが、胃潰瘍食については流動食を除くもの（後略）」とされている。

〈引用文献〉
1）厚生労働省保険局医療課長通知：入院時食事療養費に係る食事療養及び入院時生活療養費に係る生活療養の実施上の留意事項について，保医発第0305第14号 令和2年3月5日，2020.（https://www.mhlw.go.jp/content/12400000/000603914.pdf）［2021.11.5確認］

2 スタッフの業務範囲

Q8 看護補助者にどこまで任せられる?

酸素カニューレ装着中の患者さんを検査室から病室に搬送した後に、搬送した看護補助者が酸素ボンベから中央配管の酸素につけ直し、報告を受けた看護師が確認するという手順で問題ないでしょうか。

A8 酸素投与は医療行為、レギュレーター交換は準備行為

　酸素マスクやカニューレを、移送用酸素ボンベからベッドサイドの中央配管の酸素に接続すること（つけ直し）は、酸素投与という医療行為になります。これは患者を搬送するという行為に随伴するものではなく、それとは別に独立した医療行為です。そのため、資格のない看護補助者が接続をすることはできません。接続後に看護職がベッドサイドで酸素流量や接続を確認すればよいものではありません。

　一方、同じく酸素ボンベを取り扱う業務でも、酸素ボンベのレギュレーター（流量計）交換は、診療に関わる周辺業務である機械・器具等の準備に当たるため、看護補助者が行える業務です。ただし、モノの取り違えや装着不備を予防するため、臨床工学技士や医療安全管理者などによる指導を実施することや、交換手順のマニュアルを作成し明文化しておくことが望ましいでしょう。

看護補助者の業務範囲と業務委譲

　安全で質の高い看護を効果的・効率的に提供するために、チームの一員としての看護補助者の活用が進められていますが、「どこまでの業務を看護補助者に任せてよいのか迷う」ということはないでしょうか。例えば、同じ移送業務でも患者の状態によっては看護補助者ではなく看護職が行った方がよいと判断する場合があります。そのため、業務の種類のみでは一律に決めることはできません。

　看護補助者の業務には「生活環境に関わる業務」「日常生活に関わる業務」「診療に関わる周辺業務」等があります[1]。これらの業務について、①看護の専門的判断を要さない業務であること、②医療に関する免許を必要としない業務であること、という基準で検討し、それぞれの医療機関の実情に合わせて具体的に業務範囲を決めることが大切です。

看護補助者は看護師長および看護職の指示や指導の下に業務を行う必要があります[2]。看護補助者は看護の資格を有しておらず、医療に関する教育を受けていないため、対象者の状態に応じたケアの方法を判断する立場にはありません。よって、看護職には、看護補助者に対して業務手順を示したり、具体的な方法を説明したりしながら、対象者の状況に応じた方法を指示・指導する責任があります。

　また、現場の看護職は、①業務内容が医療機関で定められた看護補助者の業務範囲内であること、②対象となる患者の状態を踏まえ、その業務が「看護の専門的判断を要する業務」でないこと、③業務を委譲する看護補助者にその業務を安全に遂行する能力・経験が備わっていること、の3つを確認したうえで、その業務を看護補助者に委譲できるかを判断する必要があります[3]。なお、②の対象となる患者の状態とは、現在の状態だけでなく、患者のこれまでの経過や今後予測される変化などを含めた状態のことです。そして、指示した看護職は看護補助者に指示した業務が終了した報告を受け、その業務が適切に行われたかの確認が必要となります。

看護補助業務における法的責任

　現場の看護職は看護補助者に業務を指示するうえで行った判断や指示内容について責任を負い、看護管理者には看護補助者の管理や教育の責任が、看護補助者を雇用している医療機関には使用者責任があります。もし、看護補助者による医療過誤が起きた場合には、看護補助者自身だけでなく、医療機関や看護管理者、指示をした看護職が責任を問われる可能性もあります。

　医療機関は、看護職が適切な判断ができるように、自施設の看護補助者の業務範囲を明確化し、周知するとともに、業務の標準化を行うなどの体制整備が必要となります。また、看護補助者一人ひとりに対して、知識・技術に加え、チームの一員としての自覚と責任がもてるよう教育や研修を行っていく必要があります。そして、看護職と看護補助者がお互いの業務範囲を理解し、役割を尊重しながら協働することが重要となります。

〈引用文献〉
1) 日本看護協会：看護補助者活用推進のための看護管理者研修テキスト　平成24年度厚生労働省看護職員確保対策特別事業, 2013.（https://www.nurse.or.jp/home/publication/pdf/fukyukeihatsu/kangohojyosha-text.pdf）［2021.11.5確認］
2) 日本看護協会：看護チームにおける看護師・准看護師及び看護補助者の業務のあり方に関するガイドラインおよび活用ガイド　2021年度改訂版, 2021.（https://www.nurse.or.jp/home/publication/pdf/guideline/way_of_nursing_service.pdf）［2021.11.5確認］
3) 福井トシ子編：看護補助者導入・活用パーフェクトナビ　Nursing BUSINESS, 2014年臨時増刊号, p.54, 2014.

〈参考文献〉
・厚生労働省医政局長通知：医師及び医療関係職と事務職員等との間等での役割分担の推進について（医政発1228001号, 平成19年12月28日付）, 2007.
・日本看護協会：看護補助者活用事例集（平成24年度厚生労働省看護職員確保対策特別事業）, 2013.（https://www.nurse.or.jp/home/publication/pdf/fukyukeihatsu/kangohojyosha-jirei.pdf）［2021.11.5確認］

3 患者とのコミュニケーション

Q9 患者・家族への説明用文書の作成ポイントは?

患者・家族への説明用文書の改訂を検討しています。改訂のポイントや、参考になる情報はありますか?

A9 「説明用文書」を使って説明する

　患者・家族に医療者の説明を理解してもらうには、口頭だけではなく、文章や図による文書を使って理解できるよう具体的に説明することが必要です。そのため、頻繁に説明する必要のある病状・検査・治療・療養上の注意点などは、院内共通の説明用文書を作成しておくと有用です。

　患者・家族が医療者に質問や確認することへの抵抗感を減らす工夫も必要です。患者は、説明用文書を使って説明を受け、その説明用文書を渡されていれば、後で何度も読み返すことができますし、同席できなかった家族とも説明内容を共有できます。また、説明内容に対し、具体的に質問や確認をしやすくなります。

　場合によっては、説明する前に患者・家族にあらかじめ説明用文書を渡して読んでもらってから説明する方法もあります。患者・家族は、説明用文書を読んで理解できなかったことや、質問したいと思ったことを念頭に置いたうえで説明を聞くことで、医療者の説明を理解しやすくなります。自施設で治療を受ける患者向けに、治療計画を示したクリニカルパスをWEBサイトに公開している病院もあります。

ポイントを押さえたわかりやすい「説明用文書」を作成する

　説明用文書を作成しておけば、「○○の説明用文書をもとに患者に説明した」という事実、およびそのときの患者の反応や質問を診療録などに記載すればよいので、医師が説明内容を詳細に記載する手間が軽減されます。

　また看護師は、医師の説明後に患者・家族が説明内容を理解できているかどうかを確認しますが、説明用文書に基づいて説明されていれば、説明用文書を見ながら説明を補った

表1 | 説明用文書に記載すべき一般的内容

●患者の病名、病態
●医療行為（検査・手術・治療）の内容、目的、必要性、有効性、注意事項
●医療行為（検査・手術・治療）に伴う危険性とその発生率、偶発症
●代替可能な医療行為（検査・手術・治療）のメリット、危険性
●当該医療行為（検査・手術・治療）を受けなかった場合に予想される経過
●質問の問い合わせ先や緊急事態が発生した場合の連絡先

り、患者の質問に答えたりすることができます。ただし病態や治療内容について、患者の理解が不十分な場合や、より詳細な質問がある場合は、医師に再説明を依頼します。

　検査・手術・治療などの説明用文書に記載すべき一般的内容を表1に示しました。必要な説明内容が網羅されているかという視点で、新しく説明用文書を作成したり、すでに病院で使われている説明用文書を見直したりしましょう。

　説明用文書は、医療に関して十分な知識をもたない患者・家族も理解が得られるよう、可能な限り専門用語は使用しないようにします。国立国語研究所のWEBサイト[1]には、「せん妄」「誤嚥」「生検」など、患者・家族に理解されにくい言葉の日常語への言い換え例や、混同を避けるための説明例が具体的に紹介されています。このような情報を活用し、わかりやすい言葉で作成しましょう。また、文字の大きさにも配慮し、高齢の患者・家族でも読みやすくすることも必要です。

　タブレット端末などのIT機器を活用して、説明用文書を確認してもらったり、同意書にサインしてもらったりすることもできます。タブレット端末は、既存の文書でも、文字を拡大して見ることができますし、待ち時間を有効に活用することができるため、導入する病院も増えてきています。患者・家族にわかりやすい説明用文書を作成するためには、医療専門職以外の人を含むワーキンググループで検討するか、医療職以外の人に作成した文書を確認してもらうなどの協力を依頼するのもよいでしょう。

　また、公開されている資料を活用するのも一案です。例えば、がん治療に関するものであれば、国立研究開発法人国立がん研究センターのWEBサイト[2]には、一般の人向けのサイトと医療職向けのサイトがあり、がんに関するあらゆる情報と資料が公開されています。静岡県立静岡がんセンターでは、がん患者の薬剤療法に関する説明用文書を作成してWEBサイト[3]で公開しています。

　これらの情報サイトでは、PDF文書を誰でも閲覧・ダウンロードできるようになっているので、自施設で資料などを作成できなくても、このようなサイトの情報をまとめて患者・家族に提供してもよいでしょう。

[1]　国立国語研究所：https://www.ninjal.ac.jp/［2021.11.5確認］
[2]　国立がん研究センター「がん情報サービス　一般の方向けサイト」：https://ganjoho.jp/public/cancer/index.html［2021.11.5確認］
[3]　静岡県立静岡がんセンター　処方別がん薬物療法説明書【患者さん向け】：https://www.scchr.jp/information-prescription.html［2021.11.5確認］

〈参考文献〉
・前田正一編：インフォームド・コンセント　その理論と書式実例. 医学書院, 2005.

3 患者とのコミュニケーション

Q10 治療説明時に録音を希望されたらどう対応する?

治療方針の説明時、患者さんの家族が、断りなく会話を録音しようとしました。いきなり録音されると戸惑いますが、どう対応したらよいでしょうか?

A10 **法的証拠としての録音**

治療方針や検査結果などの説明時に患者・家族から無断で録音されると、それまでの信頼関係が崩れてしまったような気がして、不快に思う医療者もいるかもしれません。確かに、これまで録音というと、患者・家族に医療内容や医療者への不信があって実施されることが多かったようです。また、紛争や裁判になった場合を想定して、「説明の不備を責められるのではないか」「不用意な一言で揚げ足を取られてしまうのではないか」といった心配が医療者にあることも事実です。

しかし録音を禁止することはできませんし、民事裁判になった場合は、録音データは無断で録ったものでも法的証拠となり得ます。医療者は、常に録音されていると思って説明をしたほうがよいと考えられます。

患者の自己決定権を支える一手段

最近は、「これから受ける医療の内容を十分理解したうえで、自らが受ける医療について決定したい」「自分だけではなく家族や大切な人とじっくり考えたい」という患者が増えてきました。

しかし、患者は自分の受ける医療について理解したいと考えても、「自分に好都合な内容だけが記憶に残りがちである」「精神的動揺で頭が真っ白になっている」「聞きなれない病名や治療法などを正確に覚えられない」などの要因もあり、医療者の一度の説明では3分の1程度しか理解していないと言われています。

さらに、わからないことがあっても医師に質問しにくいため、自分や家族の理解のために録音したいという人も少なくないのです。

表1｜治療方針の説明時における録音のメリット・デメリット

	メリット	デメリット
患者側	○帰宅後も、繰り返し聞き直すことで、医療者からの説明を理解することができる。 ○説明の場にいなかった家族と、治療内容について相談することができる。	×医療者に対する不満や不信があるかのように医療者に思われそうで、なんとなく後ろめたい気がする。
医療者側	○患者に復習してもらえる。 ○説明が丁寧になる。 ○説明したという証拠になる。	×実際には診療録や画像などの診療情報を示しながら説明しているため、音声のみで理解されることに不安がある。 ×余計なことは言えないと思い、緊張してしまう。

録音のメリットを上手に活かそう

　それでは、患者が録音を希望した場合、医療者としてどのように対応したらよいでしょうか。録音には、患者の理解を促すメリットがある一方、患者・医療者双方に心理的なためらいを感じさせるデメリットがあると考えられます（表1）。

　これを踏まえて、説明時の録音の意義と医療者の対応について検討しましょう。最近では、医療機関へ事前に申請することで医師の説明を録音することを可能としている病院があります。また、侵襲性が高く、ハイリスクな医療行為に関するインフォームド・コンセントにあたっては、患者の希望を聞いたうえでICレコーダーで録音を行い、希望すれば録音データをCDで患者に渡す取り組みを始めた病院もあります[1]。

　治療方針の説明は、医療者と患者が情報を共有し、患者が理解したうえで最善の治療が行われることが目的です。また説明は、医療者が患者に一方的に行うものではなく、「対話」することに他なりません。よって、患者に不明な点があれば、医療者は何度でも説明することを保証するのが大切です。「録音内容を聞き直すことが複数回の説明の役割を果たす」という意義を考えれば、むしろ録音は推奨されるべきことです。

　患者が録音したいと希望したら、「後で聞き直して、わからないことがあれば遠慮なく質問してくださいね」と声をかけ、録音してもらいましょう。なお、患者が録音することに対して後ろめたさがあると、隠し録りをすることになりかねません。録音してもよいことを医療者から伝えてもよいでしょう。

　ただし、患者が録音するときには、患者と同じ情報を記録としてもっておくという意味で、病院側も患者の了解を得て同時に録音しましょう。

〈引用文献〉
1）群馬大学医学部附属病院：当院の取り組み　インフォームド・コンセント．（https://hospital.med.gunma-u.ac.jp/?page_id=12682）[2021.11.5確認]

〈参考文献〉
・大城孟, 福田弘, 高岡正幸：医療安全いろはカルタ, 安田正幸監, 医療文化社, p.113, 2008.

3 患者とのコミュニケーション

医療安全における「患者参加」とは?

医療安全において「患者参加」の視点が重要と聞きますが、院内でその考え方をどのように共有し、具体的な取り組みにつなげていけばよいでしょうか。

A11 患者参加の必要性を理解する

　医療安全のために患者の参加が必要であることについては、日本国内でも欧米でも次第にその認識が広がってきています。

　米国では、2000（平成12）年頃から患者・市民に向けて、ジョイントコミッションによる「Speak up」（もし質問や気になることがあったら、声に出して尋ねましょう）[*1]という呼びかけや、AHRQ（医療研究品質局）による「医療事故を防ぐための20のヒント」[*2]という提案が行われてきました。2018（平成30）年4月に第3回閣僚級世界患者安全サミットが日本で開催されましたが、その最後にまとめられた「東京宣言」では、「安全で質の高い医療の提供や医療サービスのあらゆる側面（政策の策定、組織レベル、意思決定、健康に関する教育、自己のケア）において患者及び患者家族が参加することの重要性を認識する」と述べられ、あらためて患者参加が着目されています[1]。

　医療現場での事故防止のための患者参加には、大きく2つの方法があると考えられます。一つは、「患者が医療のリスクを正しく認識して、自ら安全な行動を選択し、安全のために協力する」という参加です。例えば、「患者確認場面で自らフルネームを名乗る」「入院中、スリッパをやめ、転びにくい履き物を履く」といったことが考えられます。

　もう一つは、「患者が医療行為をモニターすることによって事故を防ぐ」という参加です。例えば、「検査前に食べてはいけない食事が誤って配膳されたら医療者に伝える」「医師がアレルギー歴のある薬を処方しようとしたときに『私は〇〇にはアレルギーがあります』と医師に伝える」ことなどです。

患者との情報共有の重要性を認識する

　前述の2つの方法のどちらにおいても、患者が事故防止の行動を取るためには、患者は自分の疾患や治療、それに関連するリスクについて、十分な情報をもつことが不可欠です。

3 患者とのコミュニケーション

医療安全における「患者参加」とは?

医療安全において「患者参加」の視点が重要と聞きますが、院内でその考え方をどのように共有し、具体的な取り組みにつなげていけばよいでしょうか。

A11 患者参加の必要性を理解する

　医療安全のために患者の参加が必要であることについては、日本国内でも欧米でも次第にその認識が広がってきています。

　米国では、2000（平成12）年頃から患者・市民に向けて、ジョイントコミッションによる「Speak up」（もし質問や気になることがあったら、声に出して尋ねましょう）[*1]という呼びかけや、AHRQ（医療研究品質局）による「医療事故を防ぐための20のヒント」[*2]という提案が行われてきました。2018（平成30）年4月に第3回閣僚級世界患者安全サミットが日本で開催されましたが、その最後にまとめられた「東京宣言」では、「安全で質の高い医療の提供や医療サービスのあらゆる側面（政策の策定、組織レベル、意思決定、健康に関する教育、自己のケア）において患者及び患者家族が参加することの重要性を認識する」と述べられ、あらためて患者参加が着目されています[1]。

　医療現場での事故防止のための患者参加には、大きく2つの方法があると考えられます。一つは、「患者が医療のリスクを正しく認識して、自ら安全な行動を選択し、安全のために協力する」という参加です。例えば、「患者確認場面で自らフルネームを名乗る」「入院中、スリッパをやめ、転びにくい履き物を履く」といったことが考えられます。

　もう一つは、「患者が医療行為をモニターすることによって事故を防ぐ」という参加です。例えば、「検査前に食べてはいけない食事が誤って配膳されたら医療者に伝える」「医師がアレルギー歴のある薬を処方しようとしたときに『私は〇〇にはアレルギーがあります』と医師に伝える」ことなどです。

患者との情報共有の重要性を認識する

　前述の2つの方法のどちらにおいても、患者が事故防止の行動を取るためには、患者は自分の疾患や治療、それに関連するリスクについて、十分な情報をもつことが不可欠です。

患者は、自分がどのような薬にアレルギーがあるのかという知識（情報）をもっていなければ、処方された薬が適切でないことに気づくことはできません。

　また、医療現場では患者取り違えのリスクがあることや、リストバンドによる確認やフルネームを名乗ることが患者誤認防止に有効であることを知らなければ、患者確認に協力したいとは思わないでしょう。

　つまり、情報共有が患者参加の共通のキーワードです[2]。ただ、現状は、十分な共有ができているとは言えないようです。患者と医療者では知識や認識の枠組みが異なっていることに加え、患者の不安や体調の影響も情報共有の壁となる可能性があります。患者自身が情報を得る努力をするとともに、患者のものの見方や心理状態などを考慮しながら情報を提供するスキルが医療者に求められます。

情報共有の工夫をする

　患者との情報共有を図るための工夫として、①わかりやすい言葉を使う、②具体的なイメージがもてるように説明する、③複数のチャンネルで繰り返し伝える、という3つのポイントを考えてみましょう。

①わかりやすい言葉を使う

　国立国語研究所は、市民と医師へのアンケート調査をもとに、医療現場で言葉が通じにくい要因を分析し、伝わらない原因に応じて「日常語で言い換える」「明確に説明する」「重要で新しい概念を普及させる」のいずれかのパターンで工夫することを提案しています。

　現場でよく使用される言葉について、どのような誤解が起きやすいか、どのように言い換えたり説明したら伝わりやすいかが辞書のようにまとめられ、WEBサイトでも公開されています[3,4]。次に述べる説明書の作成にも役立ちます。

②具体的なイメージがもてるように説明する

　患者への説明時は、口頭だけでなく、補助手段を使うことが重要です。図や写真なども使ってわかりやすく書かれた説明書を見せながら説明することで、患者はイメージがもちやすくなります。

　説明書があれば後で確認したり、家族と共有したりすることもできます。実際に使うモノを見せて確認してもらうほか、キーワードをメモしながら伝えるのも効果があります。また、「○○しないでください」だけではなく、「○○だから、こうしてください」と、してほしいことを具体的に、その理由を添えて説明することも有効です。

　必要な説明書を作成することに加えて、既存の説明書を「患者にわかりやすいかどうか」という視点でぜひ見直しましょう（説明書についてはp.126参照）。

　なお、患者は遠慮して質問できないことが多いので、説明の終わりに「わかりにくいと

ころはありませんでしたか?」「気になることがあったら、また後でもご説明します」と
伝えるとよいでしょう。

③複数のチャンネルで繰り返し伝える

　患者に患者参加の取り組みについて情報提供したり依頼したりするには、継続的に何度
も伝えることが重要です。例えば、フルネームを名乗ってほしいことは、入院案内の冊子、
WEBサイト、院内ポスター、口頭による説明というように、さまざまな媒体やチャンネ
ル（経路）で伝えましょう。

　最近は、フルネームを名乗ってもらう取り組みを浸透させるために、毎日、院内放送で
アナウンスをする医療機関も増えています。自然に耳に入ることで職員への意識づけの効
果も期待されます。

　転倒防止のために適切な履き物を使うことや、お薬手帳を持参してほしいことについて
も、個別の説明、院内ポスター、院内放送での呼びかけなど複数の方法で情報提供してい
る医療機関もあります。

　WEBサイトや広報誌で患者参加の意義、具体的な方法を伝えるほか、院内で開催され
る市民向けの健康講座のなかで、医療安全管理者から患者参加について呼びかけるなどの
工夫もできます。

事故防止対策に患者参加の視点を加える

◆患者に協力してもらえる事故防止対策を考える

　患者にリストバンドをつけてもらったり、フルネームを名乗ってもらったりする取り組
みは、まさに患者参加による患者誤認防止の取り組みです。リストバンドをつける意味、
フルネームを名乗る意味を理解してもらって参加してもらいましょう。医療安全全国共同
行動などで提供されているポスターやパンフレットも活用できます（p.75-76参照）。

　また、院内で事故やインシデントの再発防止策を考えるときに、対策の一つとして、
「患者にも協力してもらってできることはないか」と考えてみてください。検査結果の報
告書の確認忘れによる事故の再発防止策の一つとして、患者に報告書を渡したり一緒に確
認したりする取り組みを導入した医療機関もあります（p.152参照）。転倒・転落の防止対
策にも、患者参加の視点が活用できます（p.64参照）。

◆協力が得られる患者や家族からスタートする

　患者参加の取り組みを導入する場合に、すべての患者が同じように参加できるかどうか、
と考える必要はありません。フルネームを名乗ってもらうことも、まずは名乗れる患者に
確実に名乗ってもらう（名乗れない患者については代替の方法で補う）ことができれば効
果を上げられます。

　患者参加については、一部に協力が困難な患者がいることを実施しない理由にするのではなく、まずは協力が可能な患者や家族と取り組むことから始めましょう。

＊1　ジョイントコミッションによる「Speak Up」：https://www.jointcommission.org/resources/for-consumers/speak-up-campaigns/〔2021.11.5確認〕
＊2　米国の医療研究品質局による「医療事故を防ぐための20のヒント」：https://www.ahrq.gov/sites/default/files/wysiwyg/patients-consumers/care-planning/errors/20tips/20tips.pdf　〔2021.11.5確認〕

〈引用文献〉
1）後信：第3回閣僚級世界患者安全サミット概要,医療の質・安全学会誌，13（3），p.285-294, 2018.
2）山内桂子：改めて考える「患者参加」～情報共有の視点から，患者安全推進ジャーナル，No.54，p.10-15，2018.
3）国立国語研究所「病院の言葉」委員会：病院の言葉を分かりやすく　工夫の提案, 勁草書房，2009.
4）国立国語研究所「病院の言葉」委員会：病院の言葉を分かりやすくする提案, 2009.（https://www2.ninjal.ac.jp/byoin/）〔2021.11.5確認〕

〈参考文献〉
・医療安全全国共同行動：患者・市民の皆さまのページ（http://kyodokodo.jp/kanjya_shimin/）〔2021.11.5確認〕

Q12 患者によるSNS投稿への対応は?

入院中の患者が、自分のリストバンドや治療の様子などを写真や動画で撮影し、SNSに投稿しています。患者や職員がトラブルに巻き込まれないためには、医療機関としてどのように対応したらよいでしょうか?

A12 写真や動画のSNS投稿のリスクを知る

　SNS（Social Networking Service）とは、インターネット上の交流を図ることを目的とし、スマートフォンやパソコンなどで、メッセージや動画、写真等のやりとりができるサービスです。家族や友人とのコミュニケーションはもとより、さまざまな場面で利用され、今やSNSは生活で身近なものになっています。またスマートフォンの普及によって、スマートフォンさえあれば、いつでもどこでもSNSを活用できる環境でもあります。

　SNSを利用する人の多くは、日記のように個人的な記録をする感覚で投稿しているようですが、不特定多数の人が閲覧できる設定だと、患者の個人情報だけでなく、病院の様子や職員の情報が公開され、患者本人や病院職員が大きな損害を受ける恐れがあります。

　予測されるリスクの例を以下に示します。

＊撮影したリストバンドから、自身の生年月日などの情報が漏洩する

＊他の患者や職員が写真に写り込むと、意図せず他人の情報漏洩につながる

＊病室内や外来の様子が詳細にわかる場合、院内窃盗などの犯罪に利用される

＊患者自身が自宅に不在であることがわかり、空き巣被害につながる

＊撮影による医療行為への支障や、撮影されることによる職員の精神的な影響などから、適正な医療行為の遂行に支障をきたす恐れがある

　患者のSNS投稿には、このようなリスクがあることを認識したうえで、医療機関は組織として、対応策を事前に用意しておくことが求められます。

医療機関の対応策

　医療機関は、施設管理権[*1]の行使として、病院内での写真や動画撮影を原則禁止することができます。病院内での写真撮影やビデオ撮影の方針を決め、職員、患者、来院者に周

知しましょう。

　外来や病棟などに、撮影禁止を示す「ポスター」や「ピクトグラム」を掲示したり、入院案内やWEBサイトに、病院内での写真・動画撮影は原則禁止であることを明記したりといった対応策が考えられます。入院時にも、そのことを説明しましょう。

　また、記録をしたいという理由で、患者や家族から撮影の申し出があった場合の対応方法を決めておきましょう。撮影を申請する窓口を明確にしておき、院内で協議する仕組みを設けます。時間や場所、方法などは制限し、一定の範囲内でなら撮影を許諾するというように、基準をつくっておくと協議がしやすくなります。撮影を許諾する場合は、「第三者には開示しない」「病院の要請があれば内容を開示してもらう」などを明示しておくとよいでしょう。

　無断で撮影している患者を見かけたら、声をかけて撮影を中止してもらいましょう。患者は、特別な意識もせず撮影していることが多いので、病院のルールやリスクについて繰り返し説明し、患者の協力を得ることが必要です。

　また、ポスターや入院案内などに、院内の撮影禁止について、「患者さんや職員のプライバシーおよび病院内における個人情報を保護するため」などの理由を含めて記載していると、「病院の方針はこのようになっていますので、ご理解ください」と、それらをもとに説明しやすくなります。

＊1　施設管理権：施設の管理者が所有する施設を包括的に管理する権利権限のこと

4 感染対策

Q13 職員への予防接種の取り組み方は?

職員の健康と安全を守るための感染対策として、予防接種はどのように実施すればよいでしょうか?

A13 予防接種は院内感染対策の一環

　医療現場で働く人は、針刺し切創事故のリスクや、インフルエンザ、麻疹、風疹、流行性耳下腺炎、水痘などの感染症患者を受け入れることによる自分自身の感染リスクがあります。また、周りの患者や一緒に働く医療関係者への感染源となるリスクもあります。医療安全管理者は、感染管理の担当者とともに、職員の安全を守ることを含めた院内感染対策を講じる必要があります。対策を実践するには組織内の各部門の管理者と協働することも必要となるでしょう。

　感染対策では、標準予防策（スタンダード・プリコーション）や医療廃棄物の分別方法の徹底が不可欠です。職種にかかわらず、すべての職員が実践できるように、イラストや写真、フロー図などを取り入れ、わかりやすいマニュアルにして周知することが必要です。

　感染対策の一つに、医療現場で働く人たちへの予防接種があります。日本では「予防接種実施規則」に基づいて予防接種が行われていますが、予防接種歴があっても免疫が減衰している人もいますので、医療機関では適宜、抗体検査を実施する必要があります。

　予防接種は、院内感染対策の一環として考えることができます。同時に、職員の健康を守ることにもつながります。その対象には、自施設の職員、実習生、ボランティアの人も含めることが重要です。関係者の予防接種実施記録を整備して、接種歴が不明な場合には抗体検査で確認し、予防接種を受けることができる体制づくりを行いましょう。

　予防接種実施記録の整備では、抗体の有無（予防接種歴）を証明してもらう書類を提出してもらうとよいでしょう。なお、抗体検査や予防接種も費用がかかりますので、組織的に取り組む必要があります。

表1 | 抗体価の考え方

旧	新
抗体価陰性	あと2回の予防接種が必要
抗体価陽性（基準を満たさない）	あと1回の予防接種が必要
抗体価陽性（基準を満たす）	今すぐの予防接種は不要

［出典］日本環境感染学会ワクチン委員会：医療関係者のためのワクチンガイドライン第3版，日本環境感染学会誌，第35巻，2020．より著者作成

ガイドラインを確認して予防接種を

2020（令和2）年7月に発表された日本環境感染学会の「医療関係者のためのワクチンガイドライン第3版」では、従来、抗体価の基準を満たすまで接種を受け続けなければならないという誤解があったことから、表1のように表現が修正されています[1]。予防接種に関してはガイドランを参考に、適切な対応を行いましょう。

医療安全全国共同行動は、安心・安全な医療を実現するために11の行動目標を掲げています。その一つには、行動目標W「医療従事者を健康被害からまもる」があり、「感染症の拡散を防止する院内手順を遵守する」ことが盛り込まれています。推奨する対策として、「1. 針刺し切創事故を防止する」に加えて、「2. ワクチン接種および抗体価の把握」が挙げられています[2]。

これらのガイドラインや行動目標などを参考に、自施設の感染対策を整備したら、それを院内に周知・徹底・調整をしていくことが必要です。職員や施設に関わる人の健康を守ることが、医療の質を担保し、患者に安全な医療を提供することにつながります。

〈引用文献〉
1）日本環境感染学会ワクチン委員会：医療関係者のためのワクチンガイドライン第3版，日本環境感染学会誌，第35巻，2020.
2）医療安全全国共同行動：医療安全全国共同行動の［11の行動目標］．〈http://kyodokodo.jp/koudoumokuhyou/gaiyou/〉［2021.11.5確認］

Q14 新型コロナウイルス感染症の経験から学ぶ
医療安全管理者の役割は?

病院では、2020（令和2）年から2021（令和3）年にかけて、思いがけない新型コロナウイルス感染症の影響を受け、医療安全に関する業務も従来通りにはできない状態が続きました。これからも、このような想定外の状況が発生するかもしれません。医療安全管理者として、どのように考えて対応すればよいでしょうか。

A14 レジリエンスを発揮する

　2020（令和2）年から2021（令和3）年にかけて、全国の医療機関は、地域による程度の違いはあっても、さまざまな側面で新型コロナウイルス感染症（COVID-19）の影響を受けました。それに伴い、医療安全の活動も、職員が集合して行う院内研修や委員会、院内ラウンドなどが実施困難となりました。

　厚生労働省からは、状況に合わせた対応をするように通知が発出されており[1]、例えば、オンラインでの会議（委員会）や研修、e-learningなどを新たに取り入れた医療機関も少なくないと思われます。

　また、今般の新型コロナウイルス感染症の拡大は、想定外のことであり、多くの医療機関では設備や備品、マニュアルなどが必ずしも十分に備えられてはいませんでした。そのようななかで、医療機関は、内外と調整をしながら状況の変化に合わせて対処し医療を実施してきました。

　組織におけるこのような「調整力」の重要性が、近年、医療も含むさまざまな領域の安全において注目され、「レジリエンス・エンジニアリング」という考え方に関心が集まっています。ここでのレジリエンスは、「システムが想定された条件や想定外の条件の下で要求された動作を継続できるために、自分自身の機能を、条件変化や外乱の発生前、発生中、あるいは発生後において調整できる本質的な能力」と定義されています[2]。つまり、レジリエンスは「状況変化に対応する調整力」、レジリエンス・エンジニアリングは、「組織がその調整力を発揮するための方法論」と言い換えられるでしょう。

　元々、医療安全管理者（医療安全管理部門）は、組織のなかで、医療安全対策のために

多職種・多部門で活動したり、さまざまな組織横断的な調整を行ったりしてきました。また、患者・家族や外部業者などとも折衝や調整を行ってきました。このことから、医療安全管理者には、レジリエンス・エンジニアリングが求められていると言えますし、その能力が備わっているとも考えられるでしょう。医療機関では、感染対策そのものは感染チームが対応しますが、医療安全管理者はその調整力を発揮して、感染対策をサポートすることが可能です。

インシデント報告から課題を抽出し、対応する

　新型コロナウイルス感染症の影響によって、医療機関では、新型コロナウイルス感染症患者や感染疑いの患者への対応ルール、マニュアルが不足していたり、部署間で情報伝達がうまくいかなかったりした事例が報告されています[3]。

　日本医療機能評価機構の「医療事故情報収集等事業」によると、新型コロナウイルス感染症患者（疑いを含む）の治療中に、医師や看護師が個人用防護具（PPE）の着用を始めとした感染防止策をとっていたことが、急変対応の遅れやCVC挿入時の動脈誤穿刺などに影響を与えた事例があったと報告されています。また、対象の患者が感染症でない場合も、感染症対策による面会や付き添いの制限、院内環境の変化が、転倒・転落、自殺企図につながったとのことです[4]。

　医療安全管理者は自院の日々のインシデント報告を検討することで、速やかに課題を抽出して対応することが求められます。

　レジリエンスには、「対処」「監視」「予見」「学習」の4つの能力が必要とされています。医療安全管理者は、これまでも、医療現場でインシデント報告や院内ラウンドなどを通して「予見」や「監視」をしながら、日々の変化に「対処」したり、それらの経験から「学習」してきたと言えます。今後も別の感染症や災害などの"外乱"で、通常の医療の提供や医療安全活動に影響が生じる可能性があります。医療安全管理者は、レジリエンスを発揮して、新型コロナウイルス感染症の影響による経験から学習したことを次の状況変化への対応に活かすことが期待されています。

〈引用文献〉
1）厚生労働省：事務連絡「新型コロナウイルス感染症の影響に伴う医療法等において定期的に実施することが求められる業務等の取扱いについて」（令和2年5月12日），2020.（https://www.mhlw.go.jp/content/000629524.pdf）〔2021.11.5確認〕
2）Erik Hollnagel, Jean Pariès, David D.Woods, John Wreathall編著：実践レジリエンスエンジニアリング　社会・技術システムおよび重安全システムへの実装の手引き，北村正晴，小松原明哲監訳，日科技連出版社，2014.
3）長尾能雅：COVID-19と患者安全，日本医師会COVID-19有識者会議，2020.（https://www.covid19-jma-medical-expert-meeting.jp/topic/2585）〔2021.11.5確認〕
4）日本医療機能評価機構：新型コロナウイルス感染症に関連した事例，医療事故情報収集等事業第64回報告書，p.41-56, 2021.（https://www.med-safe.jp/pdf/report_64.pdf）〔2021.11.5確認〕

Q15 新型コロナウイルス感染症の影響下における コミュニケーションは?

新型コロナウイルス感染症の影響で、患者さんや家族、関係者と対面コミュニケーションができなくなり、信頼関係の構築、安全な医療提供のための情報共有が難しいと感じています。今後、どのように考えて対応したらよいですか?

A15 多様なコミュニケーションの手段を使い分ける

　新型コロナウイルス感染症の蔓延によって、人との接触を避ける目的から、対面コミュニケーションの代わりとして、コンピュータを媒介したコミュニケーション（Computer-Mediated Communication；以下、CMC）が増えてきました。電子メールやSNS等によるコミュニケーションもCMCに当てはまりますが、加えて、オンラインによる診療、ビデオ会議なども活発に行われるようになりました。また、教育・研修もオンラインで講義を視聴したり、e-learningで行われたりしています。ただ、本当に対面と同じように効果があるのか、置き換えても大丈夫なのか、という疑問の声もあります。

　今後も感染症や災害など、対面でのコミュニケーションが困難な場面が生じる可能性があります。さまざまな媒体を使ったコミュニケーションの特徴や、対面でのコミュニケーションとの違いについて整理して理解し、効果的に使うことが重要です。

　表1に対面コミュニケーションと、従来から私たちが身近なコミュニケーション手段として使ってきた手紙・文書、FAX、携帯電話を介したコミュニケーション、そしてCMCの特徴を示しています[1]。「距離の制約」が×となっているのは、物理的に離れている人とはコミュニケーションを取ることができないことを、「時間の制約」が×となっているのは、その時間にいない人とはコミュニケーションができないことを示しています。

　対面コミュニケーションは使えるチャンネルが極めて多様で、文字や図形、音声のほか、視線や人との距離、手で感じる温度や感触、香りなど感覚をフルに使ったコミュニケーションが可能です。ただし、距離や時間には制約があります。手紙・文書、FAXは限られたチャンネルしか使えないものの、距離や時間の制約がないという利点があります。携帯電話は音声しか使えませんが、すぐにやりとりできる（即時性）という点は優れた特徴です。

　CMCは、その種類によって少し異なる点がありますが、距離や時間の制約がないこと、

表1 | 対面と各種メディアの特性

	チャンネル	距離の制約	時間の制約	即時性	記録性
対面	多様	×	×	○	×
手紙・文書	文字・図形	○	○	×	○
FAX	文字・図形	○	○	×	○
携帯電話	音声	○	×	○	×
コンピュータ＊	多様（種類による）	○	○	○	○

＊メール、SNS、ビデオ会議、WEBサイトなど
［出典］松尾太加志：コミュニケーションの心理学　認知心理学、社会心理学、認知工学からのアプローチ, ナカニシヤ出版, p.72, 1999.を一部改変

記録性があることが特徴です。WEBサイトやビデオ会議システムなどでは、使えるチャンネルが音声、文字、画像などかなり多様であるという特徴があります。

　そのため、例えば、ビデオ会議システムによって、他の地域の専門家と協議する、遠方に住む家族が主治医から説明を受ける、といったようにこれまで距離の制約があって難しかったコミュニケーションの場を新たにつくることも可能となりました。

メリット・デメリットを知る

　例えば、ビデオ会議では、カメラ越しで視線がずれてアイコンタクトができない、表情が伝わりにくい、場の雰囲気がわからない、といったことから対面より発言しにくいと感じる人もいるようです。一方、チャットや電子メールでの情報交換では、他の人のことが対面の場合より気にならず発言をしやすいと感じる場合もあります。

　また対面のコミュニケーションは、多様なチャンネルから多くの情報が得られることがメリットです。対面では非言語的なチャンネルによって感情や場の雰囲気が豊かに伝えられ、それが人と人との関係を促進する役割を果たします。しかし、受け手の脳が、相手の表情や声の抑揚、周囲の光景などさまざまな情報を処理しようとするため、送り手が伝えたいメッセージの内容に集中できない、といったことが生じる場合もあります。対面で口頭によって情報を伝達される場合よりも、メールでテキスト（文字）によって情報を伝達された方が、受け手が得た情報の量や正確性が高かったという実験結果もあります。

　対面で重要な情報を伝達する際は、記録性の観点からも、口頭だけでなく説明用文書を併用するなどの工夫が必要と考えられます。

　今後、医療現場でも、場面や対象者、伝えたい内容などを考慮し、対面とさまざまな媒体によるコミュニケーションを使い分けたり、併用したりすることがますます必要と考えられます。

〈引用文献〉
1）松尾太加志：コミュニケーションの心理学　認知心理学、社会心理学、認知工学からのアプローチ, ナカニシヤ出版, 1999.

5 そのほかのトピックス

Q16 手術部位の取り違えを防ぐ「マーキング」とは?

手術部位の左右取り違えを防ぐためにマーキングをしていますが、マーキングが漏れていたり、マーキングをしているのに確認しなかったりなど、ルール通りの運用ができていません。病院全体で実践したいのですが、どのように進めたらよいですか?

A16 事故防止策として推奨されるマーキング

　手術部位のマーキングとは、手術部位を認識するために、対象部分にマジックなどで「印」をつけることです。左右の区別がある臓器、複数の構造物（手指、足指、肋骨など）、複数のレベル（椎骨など）がある手術では、手術部位を取り違える可能性があるのでマーキングが重要になります。多くの場合、手術前に病棟で行われ、その後、手術が開始されるまでの間、患者や医療者が「印」を確認することで、正しい手術部位が認識されます。

　日本医療機能評価機構は、手術部位の取り違えによるインシデント・アクシデント報告が寄せられていることから、2005（平成17）年に「基本的に全ての手術患者に関し術前にマーキングを行う必要がある」という提言[1]を出しています。

　その後、手術部位の左右取り違えに関する医療事故が2004（平成16）年10月から2006（平成18）年12月に合計9件報告され、そのうち6件では手術部位のマーキングが適切に実施されていなかったとして、改めて「マーキングのルールを決めて徹底を」という注意を喚起しています[2]。

　さらに、2011（平成23）年に公開された「医療安全情報」では「マーキングを適切にしなかった」事例に加えて、「マーキングはしたが、執刀直前に手術部位の確認をしなかった」事例があったと注意喚起しています[3]。

　表1に、手術部位の左右取り違えの事例を記しました[4,5]。①の事例では、手術前日の患者への説明時にマーキングを行いませんでした。そして、手術室入室時に、患者とともに手術部位を確認していますが、マーキングの確認はしておらず、マーキングがされないま

表1 | 手術部位の左右違いの事例

事例①	左膝に対し手術を実施する予定であった。手術前日、患者に左膝の手術を行うことを説明した際、マニュアル通りにマーキングを行わなかった。手術室入室直後に、看護師、麻酔科医、執刀医は、患者とともに左膝の手術をすることを確認したがマーキングを確認しなかった。麻酔後、消毒、覆布をかける準備を右膝に対し行ったことを誰も気づかず手術が開始された。
事例②	手術室入室時、手術部看護師は患者の申告により左乳房が手術部位であることを確認した。左手首に左右表示バンドはなかったが、装着忘れと認識し、左右表示バンドが誤って右足首に装着されていることに気づかなかった。 　麻酔科医の確認により左右の不一致が発覚した。確認した看護師は、左右表示バンドをつける部位が「患側の足首」であることを知らなかった。

［出典］〈事例①〉日本医療機能評価機構：医療事故情報収集等事業第8回報告書，p.137，2007．より著者作成／〈事例②〉日本医療機能評価機構：医療事故情報収集等事業第18回報告書，p.156，2009．より著者作成

ま手術の準備を行い、左右違いに気づけませんでした。決められたとおりにマーキングの実施や確認が行われていれば、「印」による正しい手術部位の認識ができた可能性があります。

　②の事例は、マーキングの代わりに手術部位を示す「左右表示バンド」を使用していた病院の事例ですが、手術部看護師が、「左右表示バンド」の正しい装着部位を知らなかったため、表示バンドが左右を取り違えて装着されていたことに気づくことができませんでした。幸い、麻酔科医が左右表示バンドと手術部位の不一致に気づき、手術前に修正することができました。手術に関わるすべての職員が、マーキング（あるいは「左右表示バンド」）のルールを正しく理解しておくことの重要性がわかる事例です。

マーキングにはルールが必須

　院内で統一されたマーキングのルールが決められていないと、手術部位の取り違え防止効果が低くなりますので、あらかじめルールを決めることが必要です。

◆マーキングの対象となる手術を決める

　マーキングは、左右の区別がある臓器や手足の指を手術する場合に適応されますが、対象にならない手術もあります。

　そのため、あらかじめマーキングをすべき手術の種類を明確にしておくことが必要です。明確でないと、本来マーキングが必要な手術でそれが漏れていた場合でも、「マーキング対象外の手術なのだろう」と判断され、マーキングが行われないまま手術の準備が進んでしまう可能性があります。

　マーキングについて、関わる職員が共通の認識で実施できるように、手術申し込み書にマーキング項目（「あり」「なし」「左右未定」など）を設けることも一案です。

表2 | 診療科別マーキング方法の例

診療科	手術部位	マーキング部位	マーキング実施者
一般外科	鼡径部 甲状腺	腸骨付近 鎖骨下	医師 医師
消化器外科	対象外		
眼科	眼	眉の上側	医師
胸部外科	肺	肩	医師

◆マーキングの記入位置、表記方法を統一する

　マーキングの対象となる手術でも、眼科や耳鼻科の手術のように、手術部位に直接印を書きにくいことがあります。その場合、どの部分に印をつけるのかを院内で統一する必要があります。例えば、眼の手術では「眉の上側」、鼻の手術では「鼻翼」といったルールを決めておきます。また、口腔の手術のように、マーキングができない部位の手術では、カードに記入したものをマーキングの代わりにすることもできます。

　マーキングの表記方法も決めておきます。例えば、マークは○印とし、切開部位に記載する方法などがあります。印として曖昧な認識をもたらす「×印」「＋印」「レ点」の使用は避けます。また、左右を書き記す表記方法が統一されていない場合があります。「右」「左」とするのか、「みぎ」「ひだり」とするのかなどです。

　このように、手術部位への印の位置や表記方法が統一されていないと混乱が生じ、マーキングを見逃してしまったり、左右を誤って認識してしまったりする可能性があります。表2の例のように、診療科別マーキング方法を一覧表にしてマニュアルに載せて運用するとよいでしょう。

　マーキングのルールを作成する際は、マーキングの対象である診療科だけでなく、手術に関わるすべての診療科で検討し、関係者に周知することが大切です。

チェックリストで実施確認

　WHOは、「安全な手術のためのガイドライン2009」に掲載した「WHO手術安全チェックリスト」（図1）において、「麻酔導入前」「皮膚切開の前」「患者の手術室退出前」の3つの段階でチェックすべき項目を示しています[6]。手術部位の確認については、麻酔導入前に、少なくとも看護師と麻酔科医で「手術部位のマーキングの有無」を確認することと、皮膚切開前に看護師、麻酔科医、外科医で「切開する部位の確認」を実施することが推奨されています。

図1 | 手術安全チェックリスト（2009年改訂版）

WHO（世界保健機関）/患者安全

麻酔導入前	→	皮膚切開前	→	手術室退室前
（少なくとも、看護師と麻酔科医で）		（看護師、麻酔科医、外科医で）		（看護師、麻酔科医、外科医で）

麻酔導入前（少なくとも、看護師と麻酔科医で）

患者本人に間違いのないこと、部位、術式、手術の同意の確認はしたか？
□ はい

手術部のマーキングは？
□ はい
□ 適応ではない

麻酔器と薬剤のチェックは済んでいるか？
□ はい

パルスオキシメータが患者に装着され作動しているか？
□ はい

患者には：
アレルギーは？
□ ない
□ ある

気道確保が困難あるいは誤嚥のリスクは？
□ ない
□ ある、器具／介助者の準備がある

500mL（小児では7mL/kg）以上の出血のリスクは？
□ ない
□ ある、2本の静脈路／中心静脈と輸液計画

皮膚切開前（看護師、麻酔科医、外科医で）

□チームメンバー全員が使命と役割を自己紹介をしたことを確認する

□患者の氏名、術式と皮膚切開がどこに加えられるかを確認する

抗菌薬の予防的投与が直前60分以内に行われたか？
□はい
□適応でない

予想される重大なイベント

外科医に：
□極めて重要あるいは通常と異なる手順があるか？
□手術時間は？
□予想出血量は？

麻酔科医に：
□患者に特有な問題点は？

看護チームに：
□滅菌（インジケータ結果を含む）は確認したか？
□器材の問題あるいは何か気になることがあるか？

必要な画像は提供されているか？
□はい
□適応でない

手術室退室前（看護師、麻酔科医、外科医で）

看護師が口頭で確認する：
□術式名
□器具、ガーゼ（スポンジ）と針のカウントの完了
□摘出標本ラベル付け（患者氏名を含め、標本ラベルを声に出して読む）
□対処すべき器材の問題があるか？

外科医、麻酔科医、看護師に：
□この患者の回復と術後管理における重要な問題点は何か？

【日本麻酔科学会ワーキンググループ、訳】

このチェックリストには、すべてのものを含むことを意図していない。施設の実情に応じた追加・改変が推奨される。

［出典］日本麻酔科学会：WHO安全な手術のためのガイドライン, p.95, 2015.

〈引用文献〉
1) 日本医療機能評価機構認定病院患者安全推進協議会処置・チューブトラブル部会：提言　誤認手術の防止について，2005.（https://www.psp-jq.jcqhc.or.jp/download/650?wpd）［2021.11.5確認］
2) 日本医療機能評価機構：手術部位の左右の取り違え，医療安全情報，No.8，2007.
3) 日本医療機能評価機構：手術部位の左右の取り違え（第2報），医療安全情報，No.50，2011.
4) 日本医療機能評価機構：医療事故情報収集等事業第8回報告書，p.137，2007.
5) 日本医療機能評価機構：医療事故情報収集等事業第18回報告書，p.156，2009.
6) 日本麻酔科学会：WHO安全な手術のためのガイドライン2009, p.95, 2015.（http://www.anesth.or.jp/guide/pdf/20150526guideline.pdf）［2021.11.5確認］

持参薬の取扱いのポイントは?

患者の高齢化に伴い、個々の持参薬が増えています。入院時に内服薬を把握しづらく、入院後の管理に苦慮しています。どのように対策をしたらよいでしょうか。

A17 ポリファーマシー対策が促進されている

　高齢者は、老化に伴う身体の生理的な変化によって、複数の医療機関の受診が増え、医療機関を受診するごとに内服薬が処方された結果、内服薬が多くなる傾向にあります。

　厚生労働省は、2018（平成30）年に「高齢者の医薬品適正使用の指針（総論編）」を公表しました[1]。そのなかで、「ポリファーマシー」の概念が示されています。

　ポリファーマシーとは、「単に服用する薬剤数が多いことではなく、それに関連して薬物有害事象のリスク増加、服薬過誤、服薬アドヒアランス[*1]低下等の問題につながる状態」のことを指します。具体的にどれくらいの薬剤数からポリファーマシーとするかについて厳密な定義はなく、患者の病態、生活、環境により適正処方も変化する、と位置づけられています。

　2021（令和3）年には、厚生労働省から「病院における高齢者のポリファーマシー対策の始め方と進め方」についても公表され[2]、医療機関は、ポリファーマシー対策として、高齢者の薬物療法の適正化と、高齢者の特徴に配慮し、よりよい薬物療法を実践することが求められています。

　例えばポリファーマシーに関して現場で困っていることの例として、「入院時の持参薬に実際には服用していない薬剤が含まれている」「服用薬剤数が多く、看護師による服用方法の説明・管理が難しい」「ポリファーマシーに関連してせん妄や転倒が発生する」などが挙げられています。これらの内容は、薬剤に関連したインシデントの要因にもなっており、内服薬の誤投与や過量投与、転倒転落を誘発しています。つまりポリファーマシーは、医療安全の一環として取り組むことと言えます。

入院は処方見直しのタイミング

　「高齢者の医薬品適正使用の指針（総論編）」では、高齢者のポリファーマシーにおけ

図1 | 薬物療法の適正化のためのフローチャート

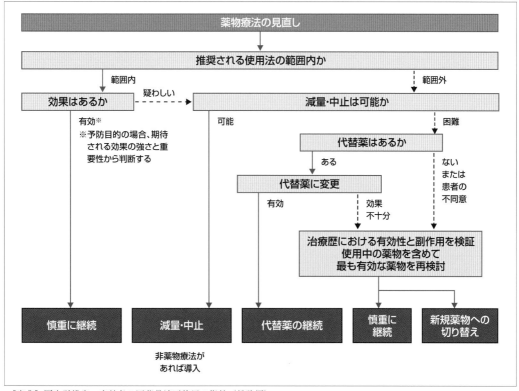

[出典] 厚生労働省：高齢者の医薬品適正使用の指針（総論編），p.9, 2018.
[原典] 日本老年医学会：高齢者の安全な薬物療法ガイドライン2015, p.23, 2015.

る処方見直しのきっかけとして、療養環境の移行場面が挙げられています。例えば急性期の症状が落ち着いたら、急性期に追加した薬剤の減量・中止、急性期に中止した薬剤の再開を検討します（図1）。また、退院して生活の場である自宅や施設に戻る際には、今後の継続的な管理を見据えて、インスリンなどの薬剤を注射から内服に変更したり、治療に支障がない範囲で服用回数を減らすか配合剤に変更することなどを検討します。この取り組みは、インシデントの防止のみならず、患者の薬剤の安全使用につながります。

　入院先の病院だけではなく、生活の場である地域の医療機関や薬局が、処方を見直したり薬剤の調整を行ったりすることで、大量の持参薬の改善を図ることができます。持参薬の調整は、自施設だけでなく地域包括ケアシステムを視野に入れて検討する必要があるでしょう。

お薬手帳を活用しよう

　検査のために内服薬を中止したにもかかわらず、持参薬の内容を把握しきれていなかったために、患者が自分で持っていた薬を内服し、検査や手術が中止になったインシデント

表1 | お薬手帳がうまく活用されていない課題とその対応策、活用方法

	課題	課題への対応策	活用方法
患者側	・持参しない ・1冊にまとめていない	・日頃から患者教育を行う ・啓発パンフレットの配布・活用	体調変化や一般用医薬品等についても記載する
医師・薬剤師側	患者がお薬手帳を持参しているか確認漏れがある	入院時・外来来院時のチェックリストにお薬手帳を含める	検査値、処方変更の理由なども記載する

［出典］厚生労働省：病院における高齢者のポリファーマシー対策の始め方と進め方, 2021.

が、多くの病院で発生しています。地域包括ケアシステムを担う医療機関や施設の間で、電子カルテ等のシステムによる情報共有が進んでいない現状では、お薬手帳は患者の内服薬の情報を把握できる重要なツールです。医師と薬剤師が情報共有できるツールとして活用を検討することも重要です。

　表1は、患者側と医師・薬剤師側の課題と対応策、お薬手帳の活用方法を一覧にしたものです。

　例えば、患者がお薬手帳を持参しないという課題では、入院時や外来受診時のお薬手帳持参をルールにするのも一案です。また、お薬手帳が薬局ごとに作成され、1冊にまとまっていないという課題では、複数のお薬手帳を持っている患者とその家族に、お薬手帳を1冊にまとめるメリットについて説明し、かかりつけ薬局などの薬剤師にまとめてもらう、といった介入をするとよいでしょう。

　お薬手帳を持参してもらう理由や、1冊にまとめるメリットを伝えるリーフレット、ポスターなどを作成すると、患者や家族にわかりやすく説明できます。薬剤師と協働して工夫をしましょう。お薬手帳が活用されていないことは、ポリファーマシーの課題の一つにも挙げられています[3] ので、処方見直しと併せて取り組んでいきましょう。

ポリファーマシー対策の事例

　ポリファーマシー対策や、お薬手帳の活用に関連して、病院における取り組みの好事例を紹介します。

　JA長野厚生連佐久医療センターでは、患者サポートセンター内に「持参薬管理室」を設けて、外来診療日に薬剤師1人が、午前と午後で交替しながら常駐する体制をとっています。薬剤師は、お薬手帳、薬剤情報提供書、診療情報提供書などから薬剤情報を確認するとともに、副作用歴やアレルギー情報などを患者基本状況として聴き取り、電子カルテに登録し情報共有しています。

　一方、持参薬の休薬指導は、同じ患者サポートセンター内の入退院支援室の看護師が実

施しています。薬剤師は看護師が休薬指導を行うにあたって、休薬が必要な薬剤が一目でわかる工夫を行うほか、正確な持参薬の情報の提供に力を注ぎ、薬剤師と看護師が役割分担をしています。

富士宮市立病院は、薬剤師による「持参薬管理センター」を設置し、患者の入院前に薬剤師が持参薬を確認することで、手術や検査、入院中の投薬に関わる安全性の向上を図っています。また、WEBサイトに、持参薬の管理のページを設けて、入院時の持参薬の取扱いの流れだけでなく、重要な情報源として薬袋、薬剤情報提供書、お薬手帳などを挙げて説明しています[4]。患者参加の視点で、「持参薬」の意味や持参薬管理のメリットについて、患者・家族にわかりやすい情報提供を行っています。

職員への周知や啓発活動を継続的に行うことも重要です。例えば、医薬品安全管理責任者と協働で、ポリファーマシーと薬剤インシデントの関連をテーマにした研修会を合同開催したり、部署で行うカンファレンスで、ポリファーマシーの視点で事例検討や対策の意見交換を行ったりして、職員への周知を図るとよいでしょう。

また、病院で活用している既存ツールを活用し、ポリファーマシーの視点を導入した安全対策を検討してみてもよいでしょう。例えば、薬剤師や医師と情報共有する入院時持参薬の記載様式に、ポリファーマシーが疑われる旨のチェック欄と判断理由を記載できる欄を設ける、診療情報提供書の薬剤師が薬剤に関するサマリーを記載する欄に、処方の見直しの提案とその理由を記載するなどがあります。特に電子カルテでは、あらゆる部署で共有すべきアレルギー情報などを記載する患者情報画面がありますが、ポリファーマシー対策の視点を取り入れてカスタマイズしてもよいでしょう。

このような各病院のグッドプラクティスを参考に、自施設における患者の持参薬の取扱い、ポリファーマシー対策などを検討するとよいでしょう。

---

*1　服薬アドヒアランス：アドヒアランスは、「患者が医療従事者の提供した治療方針に同意し、その方針に行動を一致させること」である。従来は、コンプライアンスの語が用いられていたが、最近では患者との相互理解を重視する視点から「アドヒアランス」が用いられることが多い。

〈引用文献〉
1) 厚生労働省：高齢者の医薬品適正使用の指針（総論編），2018.（https://www.mhlw.go.jp/content/11121000/kourei-tekisei_web.pdf）［2021.11.5確認］
2) 厚生労働省：病院における高齢者のポリファーマシー対策の始め方と進め方，2021.（http://www.mhlw.go.jp/content/11120000/000762804.pdf）［2021.11.5確認］
3) 前掲2)
4) 富士宮市立病院：持参薬の管理.（https://fujinomiya-hp.jp/division/medicine/medicine10/）［2021.11.5確認］

5 そのほかのトピックス

Q18 画像診断報告書の見逃しを起こさないためには?

CT検査の画像診断報告書を確認しなかったため、記載されていた所見を見逃し、必要な治療や検査が遅れてしまった事例を耳にします。このような画像診断報告書の見逃しについては、どのような対策を行えばよいでしょうか。

A18 画像診断報告書の確認不足は、医療機関の共通課題

　全国の各医療機関からの公表や報道によって、画像検査における画像診断報告書の見逃しの事例が数多く発生していることがわかってきました。これらの事例は、いくつかのパターン（図1）で発生する可能性がありますが、いずれの場合でも、患者に画像診断結果の説明が行われず、必要な治療や検査の遅れにつながります。

　日本医療機能評価機構は2012（平成24）年、医療安全情報「画像診断報告書の確認不足」を出し注意喚起を行いました[1]。しかし、その後も、画像診断報告書を確認しなかった事例が続いて報告されたため、2018（平成30）年に再度「画像診断報告書の確認不足（第2報）」を発行しています[2]。

　第2報によると、2015（平成27）年1月1日から2018（平成30）年3月31日の間に報告された37事例のうち36件はCT検査の画像に関するもので、検査依頼医が画像を見て患者に説明した後、画像診断報告書を確認しなかったため、検査目的以外の所見に気づかなかった事例が多かったとのことです。これは、図1のパターン①に当たります。

　パターン②のように、画像や画像診断報告書の確認そのものを忘れる事例も報告されています。

　また、パターン③のように、画像診断報告書を見て検査目的の所見について確認したものの、それ以外の所見の記載を見逃した事例や、パターン④のように、患者が検査結果を聞くための外来受診をしなかったため、検査依頼医が電子カルテを開く機会がなかったことによる画像や画像診断報告書の確認忘れの事例も発生しています。

　このような状況を受けて2019（令和1）年には日本学術会議（内閣府）から、「CT検査による画像診断情報の活用に向けた提言」が発信され[3]、個々の医療機関での取り組みから、関連学会や国による仕組みづくりまで、画像診断報告書の確認不足による事故を防ぐための幅広い視点で提言が行われています。

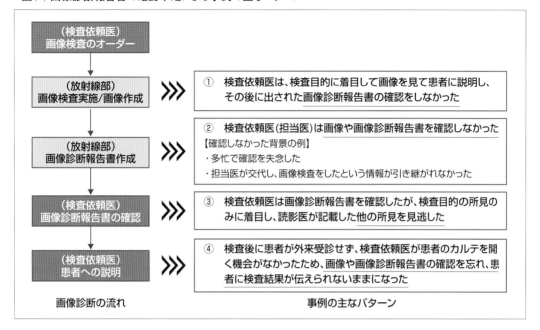

- （検査依頼医）画像検査のオーダー
- （放射線部）画像検査実施/画像作成
- （放射線部）画像診断報告書作成
- （検査依頼医）画像診断報告書の確認
- （検査依頼医）患者への説明

① 検査依頼医は、検査目的に着目して画像を見て患者に説明し、その後に出された画像診断報告書の確認をしなかった

② 検査依頼医（担当医）は画像や画像診断報告書を確認しなかった
【確認しなかった背景の例】
・多忙で確認を失念した
・担当医が交代し、画像検査をしたという情報が引き継がれなかった

③ 検査依頼医は画像診断報告書を確認したが、検査目的の所見のみに着目し、読影医が記載した他の所見を見逃した

④ 検査後に患者が外来受診せず、検査依頼医が患者のカルテを開く機会がなかったため、画像や画像診断報告書の確認を忘れ、患者に検査結果が伝えられないままになった

画像診断の流れ　　　　　　　　　　　　事例の主なパターン

　そのなかでは、医療機関で取り組むべきこととして、例えば、診療情報システムに未読報告書の一覧を表示する機能や、発行通知や未読リストにおいて緊急所見・重大所見が記載された報告書が強調される機能を導入することが提言されています。

　また、医療機関での研修において、医師間（放射線診断医と検査依頼医の間や、異なる診療科の医師の間など）の情報共有に関する意識を高めること、緊急所見・重大所見の放射線診断医から検査依頼医への口頭連絡を推進するため、口頭連絡に関わる院内指針を策定することなども挙げられています。さらに、院内指針では、ただちに連絡がつかなかった場合の代替手段を含めるとともに、検査依頼医の口頭連絡への過度な依存を防ぐことにも留意するように提言されています。

医療機関の取り組み事例を参考にする

　画像診断報告書の確認不足を防止するため、多職種の協力体制をつくって取り組んでいる事例があります。ある医療機関では、システム上で報告書が未読となっているケースについて、放射線検査部門や診療情報管理部門が検査依頼医に紙ベースで注意喚起を行う体制を構築しています[4,5]。

　また、報告書に新たな異常所見が指摘されているケースについて、診療記録にそれが反映されているかを診療情報管理士らが確認し、医師や診療科の責任者などに連絡する体制を取っている医療機関もあります[6]。いずれも、検査依頼医だけでなく、他の医師や診療

放射線技師などの協力によって組織を挙げた取り組みとなっているのが特徴です。

公的機関からの提言や他の医療機関の取り組みを参考にしながら、自施設の状況に合う対策を検討しましょう。

患者参加の視点が重要

病院には、前述のような工夫で、主治医（検査依頼医）が確実に検査結果を確認し、患者に伝えることができる体制をつくることが求められています。同時に、患者自身が忘れずに受診して検査結果を聞くという行動がとれれば、図1のパターン④のような事例を防ぐことができます。すなわち、患者自身が、検査結果を知ることの重要性を認識して、患者からも積極的に検査結果を尋ねる行動を促す「患者参加」の取り組みが重要と言えるでしょう。

米国のAHRQ（医療研究品質局）による「医療事故を防ぐための20のヒント」（p.130参照）では、19番目として、「検査を受けた後、何も連絡がないからといって、結果が良かったのだと思い込まないでください」という項目があります。米国でも、検査結果の伝え忘れの防止が医療機関の課題となっていて、患者側から検査結果を尋ねることを呼びかけています。

日本では、医療安全全国共同行動の取り組みの一つとして、病院の外来や検査室などに貼付して患者に「検査結果を聞きましょう」と呼びかけるポスター（図2）が提供されています[7]。患者が検査結果を聞くことの重要性を理解し、「検査結果はどうでしたか」と医師に尋ねることができるような取り組みが求められます。

いくつかの病院では、検査結果報告書の見逃しによる事故が明らかになり、その再発防止策として、システムの改善や医療者への教育などの体制整備に加えて、患者参加を推進しています。ある病院では、画像診断部、病理部、内視鏡部が作成した各画像診断報告書を、患者が理解しやすい内容にまとめた患者用報告書として、原則的にすべての患者に交付する取り組みを行っています。

病理検査にも応用を

本項では主に画像診断報告書について述べましたが、報告書の確認忘れによる事故は病理検査においても多数発生しています[8,9]。部門、部署を越えた協力の視点や患者参加の視点の必要性は共通ですので、画像診断報告書についての取り組みを参考にして、仕組みの見直しを行いましょう。

図2 | 患者向けポスター「検査結果を聞きましょう」

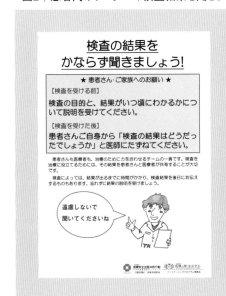

このポスターは、医療安全全国共同行動のWEBサイトから自由にダウンロードすることができます。
https://kyodokodo.jp/kanjya_shimin/kensakekka
［2021.11.5確認］

〈引用文献〉
1) 日本医療機能評価機構：画像診断報告書の確認不足, 医療安全情報, No.63, 2012.
2) 日本医療機能評価機構：画像診断報告書の確認不足（第2報）, 医療安全情報, No.138, 2018.
3) 日本学術会議：CT検査による画像診断情報の活用に向けた提言. 2019.（http://www.scj.go.jp/ja/info/kohyo/kohyo-24-t281-1-abstract.html）［2021.10.1確認］
4) 西谷智史 他：当院における画像診断読影レポート伝達の試み 患者さんを守り病院を守ろう, 医療の質・安全学会誌, vol.10 プログラム・抄録集, p.208, 2015.
5) 渡辺和彦 他：放射線読影の未確認を防止するシステムの構築, 医療の質・安全学会誌, vol.10 プログラム・抄録集, p.209. 2015.
6) 谷口健次 他：画像診断報告書の確認不足解消に向けた医師, 診療情報管理士による取り組み, 医療の質・安全学会誌, 11（1）, p.62-64, 2016.
7) 医療安全全国共同行動：患者・市民の皆さまのページ.（http://kyodokodo.jp/kanjya_shimin/）［2021.10.1確認］
8) 日本医療機能評価機構：病理診断報告書の確認忘れ, 医療安全情報, No.71, 2012.
9) 日本医療機能評価機構：病理診断報告書の確認忘れ－上部消化管内視鏡検査－, 医療安全情報, No.150, 2019.

Q19 酸素ボンベの取扱いで気をつけることは?

酸素ボンベを使用する際、元栓が開栓されておらず、患者に酸素が投与されなかったインシデントが報告されています。安全のために確実に酸素が投与されるよう注意喚起をしたいのですが、どのようなことに気をつければよいでしょう。

A19 元栓を確認していない事例が報告されている

　日本医療機能評価機構の医療事故情報収集等事業によると、2016（平成28）年1月1日から2020（令和2）年9月30日までの間に、酸素ボンベを使用する際、元栓を開けていなかった事例が5件報告されています。そのため、「医療安全情報」による注意喚起がなされています[1]。

複数のスタッフが関わると酸素ボンベの使用手順が疎かになる

　表1の事例1のように、複数のスタッフが関わり、作業が分担されると「酸素ボンベを運んできた人が元栓を開けているはず」などと思い込んで、酸素ボンベ使用時の手順が疎かになり、元栓の開栓を確認しないまま、患者を搬送してしまう可能性があります。まずは、酸素ボンベ使用時の基本操作である次の①～③の操作を、省略せず順番通り行うことを習慣づけることが大切です。

　①元栓の開栓
　②圧力計の確認
　③流量設定ダイヤルで流量を設定

　これらの操作を指さし呼称することで、操作に集中することができるとともに、他のスタッフにも確認行為が伝わります。また、複数のスタッフが関わる場合には、それぞれ何をどのように準備したか、声をかけ合うことも必要です。

　なお、通常使用されている酸素ボンベは、元栓に開閉表示はあるものの、ひと目見ただけでは、開いているか否かがわかりにくい構造です。ボンベ元栓と流量設定ダイヤルが一体化した酸素ボンベを導入し、開栓忘れを防止している医療機関もあります。

表1｜酸素ボンベの元栓開栓を確認していなかった事例

事例1	看護師3人でCT出棟の準備をした。看護師Aが酸素ボンベをストレッチャーに置いた。その後、看護師Bが中央配管につながっていた酸素チューブを外し、そのチューブを看護師Cが受け取ってボンベに接続し、酸素1L/分に流量設定して患者を搬送した。 エレベーターに乗っているときに、患者のSpO₂が88％に低下し、酸素ボンベを確認すると、元栓が開いていなかった。看護師Cは、酸素ボンベを準備した看護師Aが元栓を開けていると思い、酸素流量を設定する際に元栓の開封確認をしなかった。
事例2	看護師は、酸素3L/分投与中の患者を血管造影室に搬送するため酸素ボンベを準備し、流量設定ダイヤルを操作し酸素の流出を確認後、元栓を閉めた。その際、圧力調整機に残った酸素を放出しなかったため、圧力計の表示値は10MPaのままであった。 出棟する際、流量計ダイヤルを3L/分に合わせると酸素が出る音が聞こえたため、開栓していると思い込んだ。血管造影室に移動中、患者のSpO₂が71％に低下し、酸素ボンベを確認すると、元栓を開けていなかったことに気づいた。

［出典］〈事例1〉日本医療機能評価機構：医療事故情報収集等事業の事例検索より著者作成／〈事例2〉日本医療機能評価機構：酸素ボンベの開栓の未確認. 医療安全情報, No. 168, 2020.より著者作成

元栓を閉めたあと、圧力調整器に酸素が残っている

　表1の事例2のように、元栓を閉めたあとに圧力調整器に残った酸素を放出しないままにすると、圧力計の表示が「0」になっていないので、使用時に、元栓が開いていると誤認してしまいます。また、残圧のある状態で流量設定ダイヤルを設定すると、圧力調整器に残った酸素が流れ、「シュッ」という音がしたり、酸素流量計のフロートが一時的に上がったりするため、酸素が流れていると勘違いしてしまいます。

　酸素ボンベ使用後に元栓を閉めたら、必ず、流量設定ダイヤルを回して圧力調整器に残っている酸素を抜き、圧を下げることが重要です。そして、圧を下げたあとは、再び流量設定ダイヤルを「0」に戻しておきます。

　元栓を閉めたときに、必ずこのような操作をして適切な状態にしておくことで、使用時の勘違いを防ぎ、元栓が開栓されていなかったことによる事故を防ぐことができます。

　酸素ボンベを取り扱うスタッフ一人ひとりが、酸素ボンベ使用時の手順を習得するとともに、使用後の元栓の取扱いについても、機器の構造や、なぜその操作が必要なのかを理解して確実に実施することが大切です。

〈引用文献〉
1）日本医療機能評価機構：酸素ボンベの開栓の未確認, 医療安全情報, №168, 2020.（https://www.med-safe.jp/pdf/med-safe_168.pdf）［2021.11.5確認］

5 そのほかのトピックス

Q20 SNSの私的利用による情報漏洩を防ぐには？

医療機関の職員のSNS利用に関連した、個人情報漏洩の報道を目にします。自施設でも発生しないか心配です。

A20 個人の立場で利用するSNSでは、仕事に関わる情報を発信しない

SNSはソーシャルネットワーキングサービス（Social Networking Service）の略で、インターネット上で、登録された利用者同士が交流できるサービスのことを指します。第2章のQ12（p.134）では、患者によるSNS投稿のリスクについて解説しましたが、医療機関の職員によるSNS投稿にも、もちろんリスクがあります。自施設のPRや情報発信を目的に、職務としてSNSを利用することもあると思いますが、ここでは個人の立場でSNSを利用する場合に注意すべきことを取り上げます。

医療機関の職員のSNS利用は、個人的に利用しているつもりでも、患者のプライバシーの侵害、個人情報漏洩の危険性、勤務する医療機関や他の職員の社会的評価を傷つける恐れがあります。

個人的な立場でSNSを利用する場合は、職員一人ひとりがSNSの特徴を理解し、「病院で知ったこと」「仕事に関わること」「患者や家族に関すること」は、発信しないことが重要です。

SNSの特徴を知る

SNSは、不特定多数の人に公開されることが前提のコミュニケーションツールです。友人にしか見られない状態に設定しているつもりでも、グループの他のメンバーが公開する可能性があります。

また、インターネットにおいて、匿名性は必ずしも確保されないことを理解する必要があります。患者氏名や病院名が記載されていなくても、複数の情報から個人が特定されてしまう可能性があります。そして、SNSは極めて短時間のうちに拡散してしまいますし、WEB上では、データやログがいったん記録されると、永続的に残り続け、消すことはほとんど不可能と言われています。

表1｜ガイドラインの例

個人の立場でSNSを利用する場合
●誹謗中傷などがあった場合は、自分の判断ですぐに対応せず上司に相談する。
●業務上知り得た情報を発信しない。
●インターネットにおいて、匿名性は必ずしも確保されないことを理解する。
●業務上必要な場合を除き、休憩時間以外は利用しない。

SNSに関わる情報漏洩の事例

医療機関の職員がSNSを不適切に利用したことで、情報漏洩が発生した事例を2つ取り上げます。

事例1：フェイスブックに入院患者の写真投稿

病院に勤務する職員が、入院中の認知症患者の写真をフェイスブックに掲載し、患者を中傷するコメントを書き込んでいた。病院名や患者を特定する情報はなかったが、同僚や友人など約40人が閲覧できる状態だった。写真を見た人が匿名で病院に通報し発覚した。病院の聞き取りに対し「仲間うちだけでやりとりするつもりで、軽い気持ちで投稿してしまった」と話していた。

事例2：患者のカルテ画像の流出

患者の電子カルテ画像が流失していると新聞社から病院に通報があった。通報を受けた病院が調査をしたところ、看護師が電子カルテのコピーを携帯電話で撮影し、同僚看護師と親族にLINEで送信していたことがわかった。同僚看護師には情報共有の目的で、また、親族には帰宅できないことを伝えるために送っていた。

医療機関は、職員がSNSを個人的（私的）に利用する際の留意点をまとめてガイドライン（表1）をつくったり、就業規則に禁止事項を明記したりするなど規定を整備し、職員へ周知しましょう。

資料

医療安全管理者
サポートツール

ここで紹介しているサポートツールは、
以下のURLからダウンロードできます。

https://jnapcdc.com/sp/safety/

「窒息防止」を視点にした気管切開カニューレ使い分けチャート

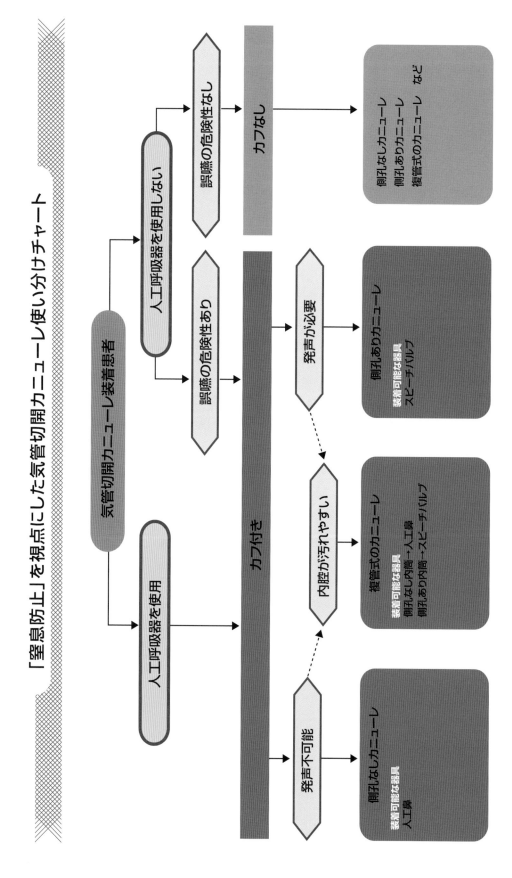

フローチャート1　採血によるしびれ・痛みへの対応
～穿刺時に症状が発生した場合～

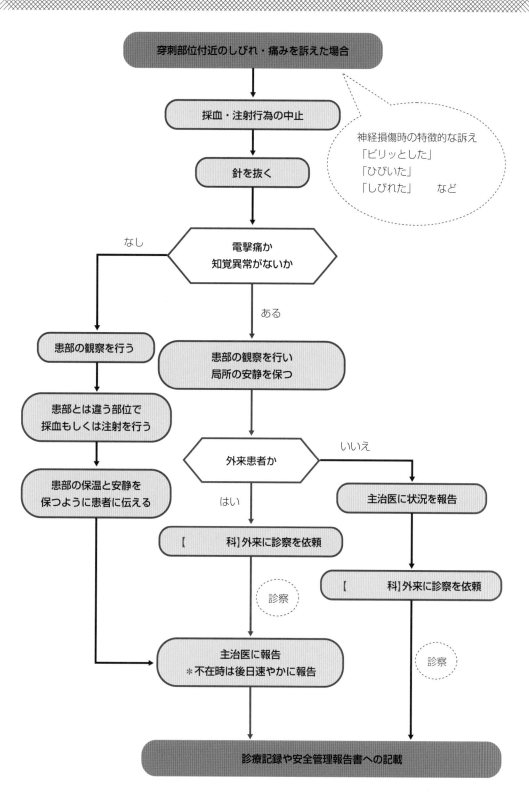

穿刺部位付近のしびれ・痛みを訴えた場合

採血・注射行為の中止

針を抜く

神経損傷時の特徴的な訴え
「ビリッとした」
「ひびいた」
「しびれた」　　など

電撃痛か
知覚異常がないか

なし

ある

患部の観察を行う

患部とは違う部位で
採血もしくは注射を行う

患部の保温と安静を
保つように患者に伝える

患部の観察を行い
局所の安静を保つ

外来患者か

いいえ

はい

主治医に状況を報告

【　　科】外来に診察を依頼

【　　　　科】外来に診察を依頼

診察

診察

主治医に報告
＊不在時は後日速やかに報告

診療記録や安全管理報告書への記載

フローチャート２　採血によるしびれ・痛みへの対応
～外来患者に、後日症状が発生した場合～

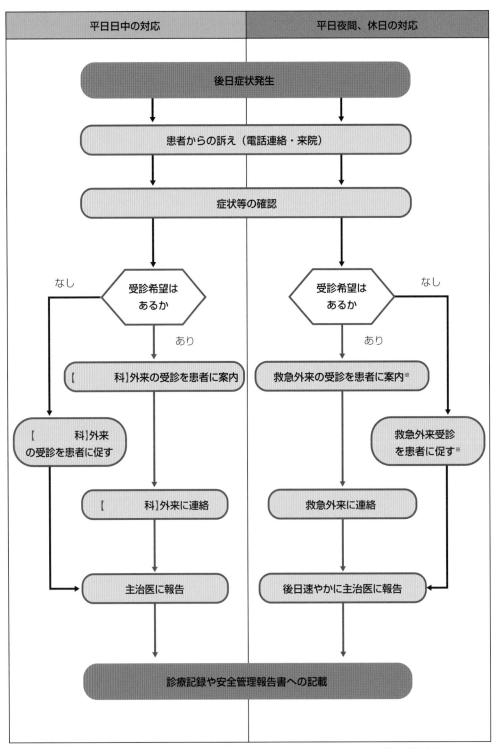

平日日中の対応	平日夜間、休日の対応

後日症状発生

患者からの訴え（電話連絡・来院）

症状等の確認

平日日中の対応

受診希望はあるか
- なし
- あり

【　　科】外来の受診を患者に案内

【　　　科】外来の受診を患者に促す

【　　　科】外来に連絡

主治医に報告

平日夜間、休日の対応

受診希望はあるか
- なし
- あり

救急外来の受診を患者に案内※

救急外来受診を患者に促す※

救急外来に連絡

後日速やかに主治医に報告

診療記録や安全管理報告書への記載

※救急外来の受診の際に【　　　科】以外の医師が診察した場合は、後日【　　　科】の受診を促す

フローチャート3　採血によるしびれ・痛みへの対応
～入院患者に、後日症状が発生した場合～

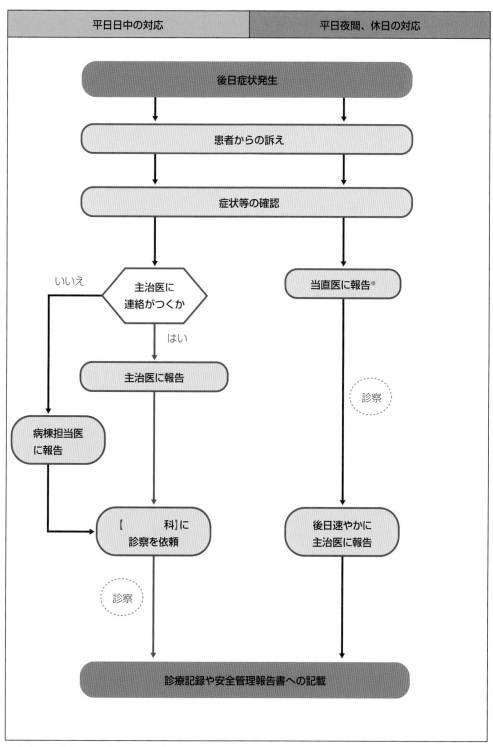

| 平日日中の対応 | 平日夜間、休日の対応 |

後日症状発生

患者からの訴え

症状等の確認

主治医に連絡がつくか — いいえ / はい

当直医に報告※

主治医に報告

病棟担当医に報告

診察

【　　　科】に診察を依頼

後日速やかに主治医に報告

診察

診療記録や安全管理報告書への記載

※当直医の診察の際に【　　　科】以外の医師が診察した場合は、後日【　　　科】の受診を促す

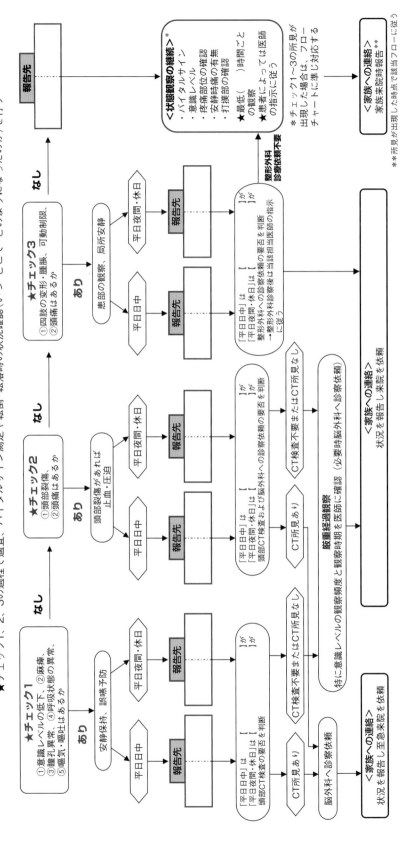

受診される方へ

診察室に入りましたら
医師に**氏名**を
お伝えください。

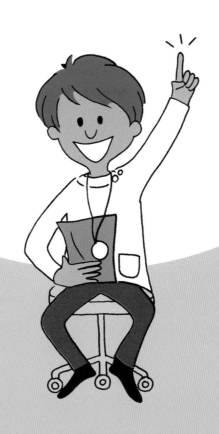

おわりに

　本書の前作に当たる『リスクマネジャーのための医療安全実践ガイド』は、皆さまのご支持をいただき10年以上読み継がれてまいりました。その間に、「医療安全」は医療職の間では当たり前の言葉となり、医療安全への取り組みは医療職として不可欠のものになってまいりました。しかし、残念ながら実際には、まだ多くの避けられたはずの事故が発生し、患者さまやご家族のみならず、関係した医療職も長く苦しむことになっております。

　私たちは、避けられたはずの事故を減らすために、日ごろから医療安全管理者の皆さまに利用していただける情報を、わかりやすく提供し、現場で働く皆さまの財産として実践に活かしていただくことを目標に、本書を構成いたしました。もちろんこの一冊で医療安全のすべてが網羅されているわけではありませんが、皆さまの最も身近なテーマを揃えたつもりでおります。

　私たちは、医療現場の皆さまのお話を伺い、困っていることを一緒に考えて解決してまいりましたので、本書もそれらの経験を活かしております。皆さまからご質問、ご意見などいただけましたら、またご一緒に解決策を考えていきたいと思っております。ぜひ現場の声をお聞かせいただけましたら幸甚でございます。

　また、日ごろより私どもの活動にご賛同いただき、ご意見やご感想をお寄せいただいている医療安全管理者の皆さま、医療機関にお勤めの皆さまに心より感謝申し上げますとともに、本書の編集を担当していただきました、日本看護協会出版会編集部の皆さまにも、篤く御礼申し上げます。

　本書が医療現場で働く皆さまの一助になりましたら、たいへん嬉しく思います。

2021年11月

著者一同

索引

著者紹介

東京海上日動メディカルサービス株式会社
メディカルリスクマネジメント室

　東京海上日動メディカルサービス株式会社は、1987年設立。2007年に東京海上ホールディングス株式会社の傘下となり現在に至る。医療・健康に関する事業を始め、企業の職員に対する健康管理や企業のメンタルヘルス対策支援、健康相談など、多様な事業を展開している。

　メディカルリスクマネジメント室は1998年に開設され、一貫して医療機関の医療安全を支援するサービスを提供している。メンバーは、医療現場での豊富な経験を活かし、医療安全に関する情報提供や相談業務、研修講師、執筆活動などを行っている。

メディカルリスクマネジメント室WEBサイト
http://tms.mrmhsp.net/

本書は初版『リスクマネジャーのための医療安全実践ガイド』を改訂・改題しました。

『リスクマネジャーのための医療安全実践ガイド』
2009年8月（初版）

『医療安全実践ガイド 第2版 チームで活かす知見と対策』（本版）
2021年12月（改訂・改題）

医療安全実践ガイド 第2版
チームで活かす知見と対策

- -

2009年8月31日	第1版第1刷発行	〈検印省略〉
2019年1月31日	第1版第9刷発行	
2021年12月10日	第2版第1刷発行	

著者　東京海上日動メディカルサービス株式会社
　　　メディカルリスクマネジメント室

発行　株式会社 日本看護協会出版会
　　　〒150-0001　東京都渋谷区神宮前5-8-2　日本看護協会ビル4階
　　　〈注文・問合せ／書店窓口〉TEL / 0436-23-3271　FAX / 0436-23-3272
　　　〈編集〉TEL / 03-5319-7171
　　　https://www.jnapc.co.jp

デザイン　大野リサ
DTP　株式会社アイエムプランニング
印刷　シナノ印刷株式会社

©2021 Printed in Japan　ISBN978-4-8180-2365-9